Der Hund mit dem Frisbee

Daniel Göring

Der Hund mit dem Frisbee

elfundzehn

1. Auflage Mai 2014
2. Auflage Juli 2014
3. Auflage Oktober 2014
4. Auflage November 2015

Gestaltung: Ueli Heller
Satz und Redaktion im Verlag
Titelbild: Jurij Sobolew
Druck und Bindung:
CPI books, Ulm

ISBN 978-3-905769-34-0

Für Daniela

*«The life I lead has always been fast to me,
and I never let the hard times make me weak.»*

Hank Williams III, amerikanischer Country-Musiker

Sinkflug und ein verführerisches Angebot

Frühling

Der Anruf erreichte mich an einem lauen Maiabend. Ein Frühsommertag schickte sich an, sich zu verabschieden. Er wollte es in aller Schönheit tun. Die untergehende Sonne zauberte einen hellroten Streifen an den Horizont über der sich einschwärzenden Silhouette des gegenüberliegenden Waldhügels, eine einzelne Amsel sang ihr Lied zum offen stehenden Fenster herein, und die Zierkirsche vor dem Haus streckte ihre lila-weissen Blüten in die restliche Wärme hinaus, die die Luft noch erfüllte.

Monate waren vergangen, seit ich letztmals von Laurent Ruff gehört hatte. Wir telefonierten in der Regel zwei- bis dreimal jährlich und tauschten uns über berufliche Erfahrungen aus. Ungezwungen und locker. Er interessierte sich noch immer für die Entwicklungen in der schweizerischen Zivilluftfahrt, obwohl er die Aufsichtsbehörde vor über drei Jahren verlassen hatte. Während viereinhalb Jahren hatten wir zusammengearbeitet, in einer schwierigen, anspruchsvollen, aber auch spannenden Zeit. Er als Direktor, ich als Leiter der Kommunikation. Unter seiner Führung war das Bundesamt reorganisiert und personell nahezu verdoppelt worden. Die Konsequenz aus fast einer Handvoll Aufsehen erregender Unfälle und dem Untergang des einstmals fliegenden Nationalstolzes, der Swissair. In der Phase des Umbruchs und Aufbaus die Kommunikation leiten zu können, war für mich Aufgabe und Privileg zugleich. Das Amt erhielt ein aus der Privatwirtschaft importiertes Management-System, mit dessen Hilfe die Aufsicht über die Fluggesellschaften, die Flughäfen, die Flugsicherung und die Unterhaltsbetriebe nicht nur effizienter und effektiver ausgeübt werden konnte. Das System diente den Unternehmen auch als Spiegelbild beim Aufbau von eigenen Mechanismen, um die Sicherheit in ihrem Betrieb selber überwachen zu können. Der Ansatz, die Partizipation der Firmen an der Verantwortung für ein sicheres System Luftfahrt zu verstärken, machte sich bezahlt. In der Folge legten sich die Turbulenzen in der Schweizer Aviatik, und Laurent zog es weiter zu einem neuen Horizont, der sich ihm in der Baubranche auftat. Er war als Chef gekommen und ging als Kollege.

Ich blieb, doch in meinem Inneren setzte ein Sinkflug ein. Wohl ging es nur unmerklich und langsam hinab, aber ich spürte, dass der Niedergang unumkehrbar war. Mein Umfeld realisierte nichts, da war ich mir sicher. Erfahrung und Routine würden mich vor einem Sturz ins Bodenlose bewahren. Der fehlende Druck von aussen, wie wir ihn während den schwierigen Jahren dauernd im Nacken gespürt hatten, vereinfachte meine Lage nicht. Er bewirkte im Gegenteil, dass ich sie nur noch schwerer ertrug. Denn ich wusste: Mein früheres Leistungsniveau würde ich nicht mehr erreichen. Wohl würden die Journalisten auf ihre Fragen weiterhin fundiert abgeklärte Auskünfte erhalten, wären die Medienmitteilungen zweckdienlich aufgebaut und enthielten die erforderlichen Sachverhalte, würden die Stellungnahmen für Radio und Fernsehen in nüchternem Tonfall gehalten und frei von Stottern sein. Nur: Die Formulierungen liessen es an der sprachlichen Diversität missen, den Aussagen fehlte der Tiefgang und den Interviews oder Zitaten mangelte es an Wirkungskraft. Meinen Beiträgen waren die Eleganz und die Eloquenz abhanden gekommen.

«Suchst du immer noch eine neue Herausforderung?» leitete Laurent wie immer frohgelaunt das Gespräch ein. Ich hatte ihm bei unserem letzten Kontakt erzählt, dass ich mir einen Stellenwechsel vorstellen könnte. Als ich bejahte, erklärte er mir, dass das Unternehmen, bei dem er die Funktion eines Chief Operating Officers (COO) innehatte, einen Verantwortlichen für die Kommunikation suche. Es ging um das Projekt eines neuen Feriendorfes in Andermatt. Sechs Hotels, fünfhundert Wohnungen und Infrastrukturen für Kongresse, Sport und Freizeit machten das Vorhaben zum grössten seiner Art im Alpenraum. Die Zuständigkeit des neu geschaffenen Leiters Kommunikation reichte über die Schweizer Grenze hinaus. Auch die bestehenden und geplanten Projekte von Hotels und Ferienresidenzen im Ausland gehörten dazu: in Ägypten, in Oman und Marokko, in England und Montenegro. «Das wäre doch was für dich», gab Laurent seiner Überzeugung Ausdruck.

Ein verführerisches Angebot. Tourismus, Architektur, Design – alles Themen, die mich ansprachen. Als Bereicherung kamen ein internationales Umfeld und der interkulturelle Austausch hinzu. Strukturen und Abläufe, auf die man sich hätte stützen können, gab es zwar keine, wie Laurent gleich selber einräumte. Dadurch bot sich im Gegenzug die Chance, die Stelle und ihre Funktion zu definieren und zu prägen. So wie dies beim Bundesamt in Bern der Fall gewesen war.

Wo wir mit Freude und Erfolg gewirkt hatten. Ich versprach Laurent, mir die Offerte durch den Kopf gehen zu lassen. Der Streifen Himmel über dem Hügelzug vor meinem Fenster hatte eine glutrote Farbe angenommen, als wir das Telefongespräch beendeten.

«Ich will mehr Geschichten und weniger Zahlen.» Der Chief Executive Officer (CEO) setzte sein Glas an und nahm durch den Strohhalm einen Zug des mir unbekannten, mit Eiswürfeln gekühlten Getränks, während er die Aussage wirken liess. Es funktionierte. Ich wartete gespannt auf seine Fortsetzung. «Wir müssen weniger über die Menge verbauten Betons informieren und dafür mehr darüber, was es zu sehen und zu entdecken gibt. All das, was Andermatt einzigartig macht. Nur wenn es uns gelingt, Emotionen zu verkaufen, können wir auch die Wohnungen absetzen.» Das hörte sich sympathisch an. Nicht nur seines näselnden österreichischen Dialektes wegen. Endlich ein Firmenchef, der sich nicht über die Formkurve des Aktienkurses definierte. Einer, der erkannte, dass der Blick über die Zahlen hinausreichen musste, wenn man die Erfolgsfaktoren betrachtete. Der anerkannte, dass Menschen Geschichten erzählt haben und nicht mit Statistiken abgefüttert werden wollen. Und der gewillt war, den Leuten zu geben, wonach sie trachteten.

Das Gespräch war auf Laurents Vermittlung zustande gekommen, nachdem ich ihm Interesse an dem Posten signalisiert hatte. Wir sassen in der Lobby eines Hotels in Luzern. Dreiviertel Stunden später hatte der CEO das Glas mit der mysteriösen Flüssigkeit geleert. Die Fragen waren gestellt, und die Antworten gegeben. «Dann schauen

Sie mal, dass Sie möglichst rasch aus Bern wegkommen. Wir brauchen Sie dringend.» Mit dieser Aufforderung beendete er das Treffen und auch meine Zeit beim Amt für Zivilluftfahrt.

Minimalistischer Ausdruck

Herbst

Mein erster Arbeitstag im Kanton Uri wurde von einem Föhnsturm begleitet. Es hätte Sinnbild sein können für die folgenden Wochen, wie der Wind vom Gotthard herunter durch das Reusstal in Richtung Vierwaldstättersee fegte. Wie er die ersten welken Blätter vor sich her durch die Strassen trieb, die die Bäume, den heranrückenden Winter erahnend, aufgegeben hatten. Als wolle er mir ankündigen, dass mein Selbstverständnis bald fortgeweht und mein Leben zerzaust würde. Nur war meine Empfindung nicht empfänglich für eine allegorische Auslegung.

Der Wind hatte Kraft und Dynamik und anstatt schneidender Kälte eine euphorisierende Wärme. Ich liess mich von ihm tragen. Er führte mich in den ersten drei Wochen nach Frankfurt, Hamburg, Mailand und nach Ägypten an ein Seminar der Geschäftsleitung. Auf zwei Tage angesetzt, dauerte der Aufenthalt wegen der Reise beinahe doppelt so lange. Neben einem Inlandflug war eine zweistündige Busfahrt durch die Wüste der südlichen Sinai-Halbinsel zu bewältigen, um ans Ziel zu gelangen: Taba Heights, eine Retortenstadt, eingeklemmt zwischen Sandgebirge und dem Nordende des Golfes von Akaba, nahe der Grenzlinien Ägyptens, Israels, Jordaniens und Saudi-Arabiens. Es war eine Reise zu neuen Erfahrungen, kulturell wie professionell. Sie war lang und beschwerlich, aber körperlich nicht mitnehmend. Die bereichernde Fülle an Impressionen unterdrückte das Gefühl von Müdigkeit. Abgesehen davon: Wer hätte sich, noch keinen Monat in Funktion und Aufgabe, die Blösse leisten wollen, erschöpft zu sein oder noch schlimmer, so zu wirken?

Ich war auch im Inland oft unterwegs. Eine Sitzung in Zürich, eine Besprechung in Andermatt, ein Treffen am Zürcher Flughafen, ein Zeitungsinterview in Luzern – und täglich eine Stunde im Auto an den Firmensitz in Altdorf und wieder zurück. Ein Reisender zwischen Hoffnungen, Ambitionen und Anforderungen. Den Hoffnungen eines Bergdorfes auf eine Zukunft in der Vergangenheit, als es noch den Ruf einer erstklassigen Feriendestination genossen hatte. Den Ambitionen eines Unternehmens, die längst verblichene Glorie des Dorfes zu restaurieren und sich unsterblich zu machen. Den Anforderungen an die Geschäftsführung, die unbescheidenen und deshalb unschweizerischen Pläne in der Öffentlichkeit nicht als unseriöse Phantasterei erscheinen zu lassen. Keine Aufgabe, die leicht auf den Schulten lagerte. Manchmal hörte ich mich auf dem Weg zur Arbeit, wenn es in der zweispurigen Kolonne nur noch mit reduziertem Tempo vorwärtsging, das Wort «Wahnsinn» sagen. Unbewusst. Es rutschte mir einfach so raus. Ich schenkte dem Ausdruck aus meinem Inneren keine Beachtung. Für mich war es das Ventil eines Autobahnpendlers in der nervenzehrenden Zähflüssigkeit des Verkehrs. Ich sah darin eine Reaktion auf den Moment. Dass es mein Mass an Tempo und Intensität sein könnte, auf das er zielte, wurde mir nicht bewusst.

Ich lernte unzählige Leute kennen und knüpfte bedeutungsvolle Kontakte. Ein bekannter Schweizer Dokumentarfilmer, die Co-Leiterin einer internationalen Public-Relations-Agentur, den Chefredaktor des Lokalblatts, den Dorfmetzger von Andermatt, dem schon der russische Präsident Würste abgekauft hatte, den Direktor der regionalen Bergbahnen, die Landesstatthalterin des Urner Regierungsrates, ein Immobilienverkäufer, der früher die deutsche Filiale einer US-Plattenfirma geleitet hatte und von den Mitgliedern der britischen Rockgruppe Deep Purple unter den Tisch gesoffen worden war.

Und ich erhielt Einblick in ein verzweigtes Geflecht an Unternehmen, das sich mit 14‘000 Beschäftigten im Schatten des Stammhauses ausgebildet hatte. Dazu zählten die Firmen, die für die Planung und Umsetzung der Tourismusprojekte in den verschiedenen Ländern zuständig waren, Hotelbetriebe, eine Reiseveranstalterin, eine Hypothekenbank, ein Limousinenservice, eine Grosswäscherei oder die Gesellschaft, die in Ägypten Überbauungen mit günstigem Wohnraum für Unterprivilegierte erstellte. Ein Kaleidoskop an Menschen und Themen. Bunt, vielfältig, überraschend, staunenswert. Ich war davon gleichermassen fasziniert wie absorbiert.

Christine beobachtete meine Hingabe reserviert. Ich hatte sie an Ostern kennen gelernt. Wir erlebten gemeinsam einen Frühling voller Sonne und einen strahlenden Sommer, nachdem der Winter aus klirrender Kälte bestanden hatte. Ende Jahr war meine Ehe zerborsten, nach über zehn Jahren. Auch weil ich keine Rücksicht mehr auf ein Familienleben zu nehmen brauchte, hatte ich mich zum beruflichen Schritt in den Kanton Uri entschlossen. Keine Rücksicht auf die Kinder, die umsorgt sein wollten. Und keine Rücksicht auf eine

Frau, die eine unterstützende Hand schätzte und auch ein offenes Ohr. Es vermisste mich niemand, wenn ich abends spät oder gar nicht nach Hause kam, und das Essen konnte auch nicht erkalten. Ich war frei zu entscheiden, wann ich auswärts übernachtete oder gleich in Altdorf blieb, wo die Firma für die Angestellten mit langen Arbeitswegen tageweise einige Zimmer bereithielt.

Ich wusste im Voraus: Die neue Aufgabe würde kein 8-bis-5-Uhr-Job werden. Sie würde mehr an Präsenz und mehr an Einsatz verlangen. Ich musste meine Kräfte bündeln. Auf das Wesentliche. Das war – selbstverständlich – die Arbeit. Das waren aber auch meine drei Kinder. An den Wochenenden, an denen ich sie bei mir hatte. Sie sollten etwas von mir haben, und ich von ihnen. Ich schmiedete Pläne für gemeinsame Ausflüge und klapperte das Internet nach Ausstellungsprogrammen von Museen und Kinos ab. Christine stellte ich hintan. Und begann, sie auf Distanz zu halten. Eine Distanz, die in der Entfernung zwischen unseren Wohnorten ihre räumliche Ausdehnung fand. Sie war in der Ostschweiz zu Hause, ich im Mittelland. Christine reagierte ratlos und ernüchtert auf meine Abwendung. Aber sie blieb mir aus der Ferne verbunden. Unerklärlicherweise. Denn wer abgewiesen wird, zieht sich in der Regel zurück. Sie tat es nicht. Und beobachtete, wie meine Arbeitstage immer länger und meine Wochenenden immer kürzer wurden.

Die Buntheit und Vielfalt des Themenspektrums elektrisierten mich. Gleichzeitig frassen sie mir Zeit und Energie. Viel Zeit und noch mehr Energie. Die Beschaffung von Informationen und die Koordination der Aktivitäten in der Kommunikation erwiesen sich als aufwändig und langfädig; insbesondere über die Grenzen von Ländern und Kulturen hinaus. Wer war im Besitz der erforderlichen Fakten? War diese Person die Primärquelle oder musste die Information durch eine andere Stelle validiert werden? War der Lieferant der Fakten auch in der Lage, diese in den Gesamtzusammenhang zu stellen? Wenn ja, war er autorisiert dazu, und falls nicht, wer könnte die Einordnung dann vornehmen? Nicht selten überwog das Ausmass der Fragen den Umfang der Antworten. Es schlichen sich Missverständnisse ein, sei es beim Inhalt, sei es bei der Planung einer Kommunikation. Missverständnisse, die ausgeräumt werden mussten und das Karussell der Fragen ein weiteres Mal in Gang setzten. Was wieder mehr Zeit und noch mehr Energie verschlang.

Zu alledem waren die Medien dem Unternehmen ungnädig gesinnt. Die Verschiebung der Präsentation des Geschäftsergebnisses für das dritte Quartal, die Vorlage der negativen Zahlen eine Woche später und die Ankündigung, dass allgemein zugängliche Infrastrukturen des Feriendorfes in Andermatt um Jahre verspätet realisiert würden – all das schlug sich in einer schlechten Presse nieder. Die Folgen: Der Aktienkurs sank, der Druck stieg. Die Arbeitstage wurden noch länger, die Wochenenden noch kürzer.

Länger wurden auch die Zeitspannen, in denen ich Christine nicht sah, knapper dafür die Antworten, die sie von mir auf ihre Kurzmitteilungen erhielt. Ihre Kontaktsuche bedrängte und belastete mich. Ich reagierte mit zuweilen skurrilen Meldungen. Auf ihre wiederholte

Nachfrage, wie es mir gehe, gab ich zurück, dass ich noch lebte. Wünschte sie mir eine gute Nacht, schickte ich ein saloppes «dito» retour. Äusserte sie das Bedürfnis, abends mit mir zu telefonieren, war ich müde, musste unter die Dusche oder vertröstete sie ohne Ausrede auf den nächsten Tag. Vielleicht würde sie mich bis dann ja nicht mehr hören wollen. Meine Fähigkeit zu persönlicher Kommunikation erschlaffte zusehends, die Emotionen begannen zu erstarren. Meine Eltern und meine Schwester machten ebenfalls Bekanntschaft mit der minimalisierten Ausdrucksform. Sie kannten mich nicht als jemand mit einem Hang zu ausschweifenden Mitteilungen. Ich vertrat die resolute Ansicht, eine Kurzmitteilung heisse so, weil sie auf das Wesentliche beschränkt zu sein habe. Die schneidende Radikalität bei der Reduktion der Meldungen jedoch befremdete meine Verwandtschaft. Sie liess sich aber nichts anmerken.

Die Beschränkungsformel prägte nicht nur den schriftlichen Ausdruck, sie schlich sich in weitere Bereiche meines Lebens. Ausstellungen mit Werken der Meister des Surrealismus, von französischen Impressionisten, über Leben und Lieder des berühmtesten Schweizer Chansonniers Mani Matter, und mit Gegenständen, die unseren Alltag während Jahrzehnten geprägt hatten, zogen durch die Museen, ohne von mir besucht zu werden. In den Kinosälen wechselten sich die sehenswerten Filme ab, ohne dass ich auch nur einen vorgeführt bekam. Die Zeitungen wanderten bestenfalls durchgeblättert, aber immer ungelesen ins Altpapier, und die Billardabende fanden mit einem Mal nicht mehr statt. Selbst dem Sport entsagte ich vollständig. Noch im Jahr zuvor hatte ich 4000 Kilometer auf dem Rennrad zurückgelegt. Die Distanz hätte gereicht, um einen Monat lang zur Arbeit zu fahren. Ich schrieb den fehlenden Antrieb dem früheren Eindunkeln gegen Ende des Herbstes zu, das keine einladende Kulisse für abendliche Ausfahrten mit dem Velo abgab. Ergänzend strapazierten die Wochenenden mit den Kindern meine Nerven, so dass ich jeweils erleichtert war, als ich das lebhafte und aufgestellte Trio am Sonntagabend bei ihrer Mutter abliefern konnte. Das in meinem Empfinden schwierige Verhalten der Kinder musste an ihrem Alter liegen oder meinetwegen auch am herannahenden Winter.

Es begannen Zweifel in mir hochzukriechen. Die Tage waren gefüllt mit turbulenter Betriebsamkeit, die Abende verliefen stereotyp, in Häuslichkeit. Mir fehlte die Anregung von Abwechslung und Ausgang, und dennoch war mir nicht unwohl. Ich war am liebsten alleine und hatte meine Ruhe im mich umgebenden Schweigen. Ich wischte die Bedenken beiseite. «Hör auf zu grübeln», befahl ich mir. In der Vergangenheit hatte ich weit prekärere Arbeitsphasen durchgemacht. Als sich nach dem Kollaps der Swissair die Krisensitzungen im Amt und mit anderen Bundesstellen jagten. Als sich nach der Flugzeugkollision bei Überlingen die Vorwürfe, die Aufsicht über die nationale Luftfahrt sträflich zu vernachlässigen, über das Bundesamt ergossen. Als während der Luftraumsperre wegen der von einem Vulkan im fernen Island über Europa geschleuderten Asche das Schweizer Fernsehen innert zwölf Stunden gleich dreimal mit einer Kameraequipe auf meiner Matte stand.
Ich hatte entschieden, den Weg einzuschlagen. Auch wenn er sich

als nicht einfach zu begehen erwiesen hatte, würde ich nicht davon abweichen; mindestens nicht bis zur Eröffnung des ersten neuen Hotels in Andermatt. Das würde in einem Jahr sein. Das gebot mir die imaginäre moralische Verpflichtung, die ich mit der Unterschrift unter den Arbeitsvertrag eingegangen war. Und auch die Neugier auf die Einweihung des Hauses, dessen Bestimmung es war, sowohl von der Klassifizierung her, als auch was die Architektur und die Einrichtung anging, neue Massstäbe in der Schweizer Hotellerie zu setzen. Vom Glanz der Einzigartigkeit und Eleganz des Hauses sollte – so das Kalkül der Geschäftsleitung – etwas auf das übrige Projekt des Ferienresorts abfallen.

Mitte Dezember erreichten die Länge der Arbeitstage und die Kürze des Wochenendes ihren Höhepunkt. Am Freitagabend war ein gesellschaftlicher Anlass in Andermatt angesagt, und am Samstag stieg auf der anderen Seite des Oberalppasses ein Skifest zum Jubiläum der Bergbahnen Sedrun. Diese waren vor 50 Jahren in Betrieb gegangen. Die Präsenz der Andermatt-Geschäftsleitung wurde vorausgesetzt, gehörten doch die Sedruner Bergbahnen seit kurzem ebenfalls zum Unternehmen. Ohne eigentliche Aufgabe an diesem Tag ging es darum, mit unserer Anwesenheit den Konventionen zu entsprechen und das Dekor des Anlasses zu vervollständigen.

Die Nacht war kurz gewesen, als wir am Morgen den Zug ins Bündnerland bestiegen. Die letzten Gäste waren erst nach Mitternacht aufgebrochen, und als Teil der Hausherrschaft hätte es sich nicht gehört, vorzeitig ins Hotelzimmer zu verschwinden. Einzelne dicke

Schneeflocken fielen vom Himmel, und die Wolken klebten tief an den Berghängen. Ich war froh, dass Klaus Engelsbach, der Chef des Andermatt-Projektes, und Joachim Riedler, der Leiter des Immobilienverkaufs, mit mir im Abteil sassen. So gaben wir zu dritt ein komisches Bild ab, als einzige ohne Ski oder Snowboard, ohne Helm und klobige Schuhe. Wie ein Trio Unmaskierter, das in einem Fasnachtsumzug mitmarschiert. Wir versuchten, die Fahrt durch das morgendliche Nebelgrau möglichst effizient zu nutzen. Ich tippte auf meinem Laptop Stichworte für die Rede, die der CEO an der Weihnachtsfeier der Dachgesellschaft am Montag halten wollte, Klaus zählte auf seinem Mobiltelefon die 66 E-Mails durch, die er seit dem Vorabend erhalten hatte, und Joachim rechnete den Wert der Wohnungen zusammen, die während der Woche von Kunden reserviert worden waren.

Unser Einsatzwille wurde belohnt. In Sedrun trafen wir auf strahlendes Winterwetter, das sich bis zu unserer Rückkehr am Nachmittag auf die andere Seite des Oberalps vorgearbeitet und die Trübseligkeit des verhangenen Morgens davongejagt hatte. Andermatt glitzerte im Schein der prallen Sonne wie ein geschliffener Diamant im Scheinwerferlicht einer Auktion, gebettet auf eine blütenweisse, textile Unterlage, die in eleganter Form am Rand in Falten gelegt war. Wäre die Steigerung real gewesen, wir hätten alle verblendet mitgeboten. Die schlichte Schönheit der Winterimpression aus der Distanz der Haltestelle Nätschen hoch über dem Dorf rückte den Alltag für einen kurzen, genussvollen Augenblick ausser Sichtweite. Hatte sich die Müdigkeit noch hinter der winterlichen Idylle versteckt, überfiel sie mich auf der Heimfahrt im Auto umso härter, noch bevor ich den Seelisbergtunnel erreicht hatte. Warum war ich nicht in Andermatt geblieben? Nach der Weihnachtsfeier würde ich von Montag auf Dienstag sowieso wieder dort übernachten. Dann hätte heimzufahren noch weniger Sinn als jetzt. Ich kämpfte fast eine ganze Stunde lang gegen den Schlaf, ehe ich mich ihm, zu Hause angekommen, ergeben konnte.

Der Blick in den Spiegel

Dienstag vor Weihnachten

Ich erwachte mit einem Brummschädel in einer tief verschneiten Landschaft. Was die im Halbschlaf wahrgenommenen Motor- und Schaufelgeräusche angedeutet hatten, bestätigte der Blick durch das halb offene Fenster: Auf dem Balkongeländer thronte eine mindestens 15 Zentimeter hohe Schneekante. Es würde sicher eine Viertelstunde dauern, das Auto auszugraben. Falls es überhaupt möglich wäre, und der Pflug nicht einen bis zur Motorhaube reichenden Schneewall vor der Ausfahrt hinterlassen hatte.

Ich fluchte innerlich. Ich hätte es besser wissen müssen. Auch wenn ich über den Weihnachtsanlass verteilt nicht mehr als einen halben Liter Wein getrunken hatte, hätte mir klar sein sollen, dass der Tag mit Kopfschmerzen beginnen würde. Meine körperliche Toleranzschwelle gegenüber dem Alkohol war in den letzten Jahren merklich gesunken. Und der Schnee war auch nicht aus heiterem Himmel gefallen. Die Wetterprognose hatte auf anhaltende Niederschläge am Alpennordhang gelautet.

Aus dem Spiegel blickte mir eine zerknitterte Gestalt mit tiefen Furchen unter den Augen und schräg über die Wangen entgegen. Auch nachdem ich geduscht und rasiert hatte, wollte sich an dem Erscheinungsbild nichts ändern. «Wofür tue ich mir das alles an?» Die Frage schoss mir wie ein Blitz durch den Kopf. War es wegen des Geldes? Wegen der Kaderstellung? Wegen des Titels Director of

Corporate Communication, der meine Visitenkarte zierte? Wegen der Familie, die ich nicht mehr hatte? Oder wenigstens für die Kinder, deren Unterhalt ich finanzierte? Ich überlegte angestrengt, doch keine der Begründungen traf zu. Ich hatte keine Antwort auf die Frage. So simpel und einfach sie war, mir fehlte die Erklärung. Ich stand verkatert im Bad eines charakterlosen Hotelzimmers in Andermatt und hatte keine Ahnung warum.

Was folgte, vermochte meine Gemütslage nicht zu verändern. Das Frühstück bestand aus zwei gummiartigen Frischbackbrötchen, einem Joghurt mit nach Chemie schmeckendem Fruchtaroma und einem Kaffee, der mindestens der dritte gewesen sein musste, der mit dem gleichen Pulver gebrüht worden war. Immerhin hatten meine im gleichen Hotel untergebrachten Arbeitskollegen ein Einsehen. Indem sie länger schliefen, ersparten sie mir eine erzwungene frühmorgendliche Konversation voller Lappalien über die Nacht, die gestrige Feier, den Schnee, die anstehenden letzten Arbeitstage vor Weihnachten und ähnliche Belanglosigkeiten. Es kostete mich genug an Überwindung, das unvermeidliche Gespräch mit dem Hotelier auf seine geschäftlichen Aussichten für die Feiertage zu lenken, um nicht über andere Themen reden zu müssen. Immerhin brauchte ich nicht die befürchtete Viertelstunde, um den Wagen vom Schnee zu befreien, und zu meinem Erstaunen waren nicht nur die Strassen, sondern auch der Weg zum Parkplatz gepflügt worden. Mit etwas Schwung gelang es mir, den schmalen Schneewall vor den Vorderrädern zu durchbrechen. Nachdem die Fahrt durch das Dorf einfach verlaufen war, geriet sie die Schöllenen hinab zur Konzentrationsaufgabe. Das Auto drohte beim Anbremsen der engen Kurven auf dem teilweise bereits festgefahrenen Schneematsch mehrfach auf die Gegenfahrbahn zu rutschen. Ich war mir solch anspruchsvolle Strassenverhältnisse nicht mehr gewohnt und atmete auf, als ich in Göschenen die sauber geräumte Autobahn erreichte.

Eine Stunde später durchfuhr mich die Frage nach dem Warum erneut. Ich sass am Besprechungstisch im Büro des CEO. Es fiel durch die strikte Begrenzung auf seine Funktionalität auf. Hätten der Laptop und das Telefon auf dem Pult sowie der Kleiderbügel im schmalen Garderobenteil des Einbauschrankes gefehlt, man hätte glauben können, der Raum habe keinen Verwendungszweck. Womit er zum Abbild meiner Befindlichkeit geworden wäre.

Der CEO lehnte entspannt in seinem Stuhl und hatte die Beine schräg zur Tischkante verlaufend übereinandergeschlagen. Die lockere Körperhaltung bewirkte, dass die dunkelgrauen Hosenträger unmittelbar oberhalb des Bundes in einer Wölbung abstanden. Vor sich hatte er eine hochgeschossene, in eine Kelchform zulaufende Tasse, aus der Dampf aufstieg. Ich vermutete Tee in dem Gefäss. Es war der einzige persönliche Gegenstand im Büro und gleichzeitig ein verlässlicher Indikator für seine Anwesenheit im Haus. «Sie haben sicherlich bemerkt, dass ich die Leute gestern Abend nicht gelobt habe», begann er die Unterredung mit seinem unverkennbaren Akzent. Ich wartete. Wollte er eine Bestätigung von mir oder bloss meine Aufmerksamkeit? Es war Letzteres. «Wissen Sie, warum ich es nicht getan habe?» Das Spiel wiederholte sich, wobei seine Augen mich einem Sperber gleich musterten. «Weil es falsch gewesen wäre.» Erneut wiederholte sich das Spiel. «Sie packen ihre Aufgabe falsch an. Deshalb konnte ich sie nicht loben.»

Er sprach von den Mitarbeitenden, die geholfen hatten, am Freitag den gesellschaftlichen Anlass in Andermatt und am Samstag das Skifest in Sedrun durchzuführen. Die am Freitag bis nach Mitternacht Gäste und Kunden betreut hatten, am Samstag vor Tagesanbruch voll bepackt mit Material in den Zug ins Bündnerland gestiegen und von dort erst am frühen Abend wieder zurückgekehrt waren. Worauf der ganze Krempel noch versorgt werden musste, ehe weit nach dem Eindunkeln auch für sie die Arbeitswoche vorüber war. Zu dieser Zeit hatte ich zu Hause auf dem Sofa vor dem laufenden Fernseher gedöst. Ich hatte dem CEO geraten, dieses nicht selbstverständliche Engagement für das Unternehmen in seiner Weihnachtsrede positiv zu erwähnen.

«Sie setzen die Prioritäten falsch», fuhr er fort. «Anstatt sich auf das Wesentliche zu konzentrieren, hetzen sie jeder noch so unwichtigen Aufgabe hinterher. Am Abend sind sie dann völlig fertig und gehen in der Überzeugung nach Hause, Enormes geleistet zu haben – was wohl stimmen mag. Nur ist das, was sie getan haben, leider nicht das Entscheidende gewesen.»

Ich versuchte einzuwenden, dass den Menschen bisweilen gesagt werden müsse, in welcher Reihenfolge die Aufträge anzugehen seien.

Von ihnen die Übersicht über das gesamte Unternehmen zu erwarten, wäre wohl etwas viel verlangt. Ich erklärte ihm, dass eine die jeweilige Aufgabe einleitende kurze Besprechung Missverständnisse im Ansatz ausräumen könnte. Die Ausgangslage schildern, die Ziele formulieren und das Zeitbudget definieren, kurz, knapp und klar. Genau dieses Vorgehen, spann ich den Bogen zu meiner Situation, würde ich mir für Projekte in der Kommunikation wünschen. «Worauf warten Sie denn?» fuhr er mich an. «Alle wissen, dass ich jederzeit für so was zur Verfügung stehe.»

Bevor ich etwas erwidern konnte, beendete er die Diskussion mit der Feststellung, er erwarte von seinen Kadern, dass sie die Geschäfte selbständig führten und nur bei Unklarheiten zu ihm kämen. «Sonst kann ich gleich alles selber machen!» Das tönte vernünftig und nachvollziehbar. Nur hatte ich meist keinen Schimmer, wie ein kommunikativ zu behandelndes Thema in den Kontext der Unternehmensstrategie passte, geschweige denn, wie die Botschaften an die Öffentlichkeit formuliert werden sollten.

Besuch einer alten Freundin

Dienstagabend

Elf Stunden später stand ich zu Hause in der Küche vor dem geöffneten Kühlschrank. Die roten und grünen Peperoni gäben einen leckeren Salat, doch ich mochte weder die Schoten rüsten, noch eine Sauce anrühren. Und da ich Fertigsaucen verabscheute, war auch keine solche vorhanden. Die tiefgekühlte Hälfte eines Baguettes in den Backofen schieben, einen französischen Streichkäse aus dem Kühlschrank greifen und eine Flasche Rotwein entkorken war alles, was ich an Essenszubereitung fertigbrachte. Das Gefühl einer monumentalen Mattigkeit überkam mich wie eine Naturgewalt. Ich musste mich am Schüttstein festhalten, um nicht das Gleichgewicht zu verlieren: Ich mochte nicht mehr, ich konnte nicht mehr, ich wollte nicht mehr!

Hinter mir lagen an die 70 bearbeitete E-Mails, eine Planungssitzung für das erste Quartal 2013, ein Arbeitsessen über Mittag mit dem Chefjuristen des kantonalen Justizdepartments, eine Besprechung mit dem Anbieter eines Medienbeobachtungs- und Auswertungsdienstes sowie eine Diskussion über die Auswirkungen der soeben bekannt gewordenen Budgetzahlen auf die Kommunikationsaktivitäten im nächsten Jahr. Weiter hatte ich einen Brief der Gewerkschaft zu Lohnzahlungen und Arbeitsbedingungen von Arbeitern auf einer der Baustellen unseres Unternehmens zu beantworten und zwei Anfragen von Journalisten zu behandeln. Die eine drehte sich um die Gründe einer wenige Tage zuvor vollzogenen

Erhöhung des Aktienkapitals. Nach zwei E-Mails und einem Telefonat hatte ich die Antwort beisammen.

Die zweite Anfrage erwies sich als anforderungsreicher. Es ging um gerichtlich bestrittene Enteignungen von Land in Ägypten und die Aufteilung von Bau- und Betriebskosten für eine neu eröffnete Universität zwischen einer gemeinnützigen Stiftung und einer unserer Tochterfirmen im Land am Nil. Aus einer vertraulichen Präsentation zuhanden der Geschäftsleitung, dem Finanzbericht des vergangenen Quartals, einem halben Dutzend E-Mails und der Befragung eines Kollegen aus der Finanzabteilung vermochte ich eine grobe Übersicht der Sachlage zu gewinnen. Die Fundierung der Fakten musste der in Kairo stationierte Chefjurist liefern. Da die Konstellation kompliziert sei, wie er mich per E-Mail wissen liess, wolle er über die Fälle nur am Telefon Auskunft geben. Zeit dafür nehmen könne er sich nach 18 Uhr. Was blieb mir anderes übrig als zu warten?

Als ich gegen 19 Uhr mit meinen Pendenzen durch war, fehlte sein Anruf noch immer. Ich wollte den Arbeitstag beenden. Ihn als einen mehr in einer endlosen Reihe hinter mir lassen. Mein Gefühl sagte mir, dass der Anruf ausbleiben würde. Sicherheitshalber leitete ich mein Telefon auf das Mobilgerät um und fuhr nach Hause. Es sollte den ganzen Abend über stumm bleiben. Anstelle des Anrufs war während der Heimfahrt eine Kurzmitteilung von Christine eingegangen. Sie hätte mich gerne noch gehört. Mir fehlte die Kraft für ein solches Gespräch. Ich würde ihr später zurückschreiben, dass ich müde sei und früh schlafen gehen möchte. Sie kannte die Antwort.

In der Leere der spärlich beleuchteten Küche spürte ich plötzlich, dass ich nicht mehr alleine war. Meine alte Freundin war zu Besuch gekommen. Meine alte Freundin, die Sehnsucht. Die Sehnsucht, sich in nichts aufzulösen, das Verlangen, einfach zu verschwinden. Unbemerkt und für alle Zeiten. Auf sie konnte ich zählen, sie war an meiner Seite, wenn ich jemanden brauchte, der mich in meiner grenzenlosen Einsamkeit verstand. Sie reichte mir die Hand, bot mir ihre Hilfe an. Immer und immer wieder. Egal, wie oft im Leben ich sie schon ausgeschlagen hatte. Oder sie im letzten Moment losgelassen hatte, in der Hoffnung, mein Glück doch woanders, im Leben, zu finden.

Jetzt war sie wieder da, die Hand. Ragte mir durch das schummrige Licht entgegen, offen und sich darbietend. Einmal mehr bereit, mir beizustehen und mich zu führen auf dem Weg ins ewige Nichts. In meiner Orientierungslosigkeit packte ich zu und umklammerte die Hand mit festem Griff. Diesmal würde ich sie nicht enttäuschen. Vertrauensvoll flüsterte meine alte Freundin mir zu, wie wir den Weg gemeinsam beschreiten würden. Ich ging erleichtert zu Bett, dankbar für die erlösende Aussicht, die sie mir offenbart hatte.

Suche nach dem todsicheren Rezept

Mittwoch

Der folgende Tag begann früh. Die erste Sitzung war auf 7.30 Uhr angesetzt. Ich fuhr um zwanzig vor sechs von zu Hause los. So würde ich noch Zeit für einen ersten Entwurf des Weihnachtsbriefes haben, den der CEO an die höheren Kader verschicken wollte. Kaum damit fertig, eilte ich ins Sitzungszimmer – um festzustellen, dass die Besprechung der Performance der Firma anhand definierter Indikatoren nicht wie festgelegt beginnen konnte. Die Hälfte der Teilnehmer fehlte. Nach einer knappen Viertelstunde war die Runde doch noch komplett. Umso später sie begonnen hatte, umso früher war sie beendet: Weil Klaus Engelsbach zu einem externen Termin musste, löste sich die Versammlung unerwartet auf, und ich fand mich vorzeitig an meinem Schreibtisch wieder.

Es blieben fünfunddreissig Minuten bis zur wöchentlichen Sitzung der Geschäftsleitung. Fünfunddreissig Minuten, um unseren Weg auszukundschaften. Als zuverlässiger Kompass diente mir Google. Auf die Stichworte «Schlafmittel» und «Überdosis» lieferte die Suchmaschine eine Fülle von Treffern. Das Surfen durch die Seiten führte allerdings geradewegs in die Ernüchterung. Der versprochene Weg würde nicht einfach zu finden sein. Die einstmals frei erhältlichen Barbiturat-Präparate waren wegen des Missbrauchspotenzials längst vom Markt genommen worden. Die Nachfolgeprodukte enthielten den weniger gefährlichen Wirkstoff Diphenhydramin.

«Du müsstest Dutzende Tabletten schlucken, um Erfolg zu haben. Und bevor du das schaffst, kotzt du dir wegen der beigemischten Brechmittel die Seele aus dem Leib.» Die Aussage auf einem Selbsthilfeforum nahm mir die Hoffnung, ein Eintrag unter Wikipedia gab sie mir zurück: Ab einer Menge von 1,5 Gramm sollte Diphenhydramin tödlich sein.

Ich hatte Zweifel, wollte Sicherheit. Die Suche ging weiter. Die Eingabe von «Schmerzmittel» und «tödliche Dosis» brachte mich auf die Spur von Paracetamol. Die Recherche nach der genügenden Dosis begann von neuem. Sie wurde durch die Uhr unterbrochen. Die Geschäftsleitungssitzung stand an. Zweieinhalb Stunden später war die scheidende Personalchefin mit einem Früchtekorb verabschiedet, die Neuanstellung eines Planers und eines Projektleiters besprochen, der Entscheid über den Baubeginn eines Mehrfamilienhauses um einen Monat hinausgeschoben, Informationen über den aktuellen Stand an Wohnungsverkäufen ausgetauscht, und ich war wieder auf der Flucht zu den Versprechungen, die das Internet hoffentlich für mich bereithalten würde.

Auch wenn sich mir die gewünschte Information nicht erschloss, fand ich mindestens Angaben, ab welcher Dosierung Paracetamol schädigende Wirkung auf Leber und Nieren haben könnte. Der Beschrieb der Auswirkungen beider Substanzen vermengte sich zu einem Gedanken: Die Lösung lag in der Kombination! Sollten die singulären Folgen nicht genügen, würden sie sich durch die Mischung nicht nur ergänzen, sondern bestimmt potenzieren.

Wie die Fliegerbombe, die auf ein vollgestopftes Munitionsdepot fällt: Sie zerreisst ihre Umgebung und löst sie bis zur Unendlichkeit auf. Ein Ausmass an zerstörerischer Kraft, die sie alleine nicht erreichen würde.

Mirjam Thalmann riss mich in die Realität zurück. Ich bekam gerade noch mit, dass sich die Frage meiner Mitarbeiterin um die für Februar geplante Skireise ausländischer Journalisten drehte. Ich klickte den Browser weg, schaute zu ihr hinüber und bat sie, ihre Aussage zu wiederholen. Ich sah, wie sie ihren Mund bewegte und hörte sie sprechen, aber der Satz kam nur bruchstückhaft bei mir an: «...wir könnten ihnen im Anschluss (...) noch besser nutzen.» Ich schüttelte den Kopf und gab ihr zu verstehen, dass ich erneut nicht hatte folgen können. Mirjam liess sich nichts anmerken, entschuldigte sich – weswegen war mir nicht klar – und repetierte ihre Worte ein weiteres Mal. Sie wollte wissen, ob wir dem Wunsch einzelner Journalisten entsprechen und die Reise um einen auf drei Tage verlängern sollten. Dadurch erhielten sie die Gelegenheit, mehr Zeit auf den Pisten zu verbringen und das Skigebiet ausgiebig zu erfahren.

Ich glaubte mich verhört zu haben. «Was?» platzte es aus mir heraus. Ich empfand das Verhalten als dreist. Da wurden Journalisten zu einer Erkundung der Pisten inklusive Begleitung durch einen ehemaligen Olympiasieger in der Abfahrt eingeladen. Sie erhielten alles bezahlt, von der Reise über die Mahlzeiten und die Übernachtung bis hin zur Skimiete und den Kosten für die Bahnen. Doch all das war ihnen nicht genug. Sie wollten sich einen zweiten Tag auf den Brettern vergnügen können – selbstverständlich auf Rechnung unseres Unternehmens.

Mirjam, aufgrund meines Ausrufs der Ansicht, ich hätte sie noch immer nicht verstanden, wiederholte sich artig ein drittes Mal. Ich liess sie in Ruhe ausreden. Um ihr kurz gehalten meine Meinung zu geben: «Kommt nicht in Frage!» Ihr Nicken sagte mir, dass ich ihre Haltung bestätigt hatte. Wir einigten uns auf die offizielle Begründung, dass wir dafür kein Budget hätten. Mirjam würde die Kontaktperson der Journalisten informieren. Tags darauf sollte ich erfahren, dass die Reise doch auf drei Tage ausgedehnt würde. Irgendjemand aus der Chefetage hatte entschieden, dass es im Interesse der Firma läge, die Journalisten bei Laune zu halten. Ich nahm den Umstand emotionslos zur Kenntnis.

Die um 13 Uhr anstehende Besprechung der für den folgenden Monat relevanten Planungsschritte mit dem CEO und COO liess meine Mittagspause auf den Gang zur nächstgelegenen Bäckerei schrumpfen. Ich kaufte einen kalten, abgestandenen Käsekuchen, ein Birchermüesli mit zu wenig Früchten und einen Mandelgipfel, der die Konsistenz einer Kartonschachtel aufwies. Auf der gegenüberliegenden Strassenseite war die einzige Apotheke im Ort untergebracht. Die Gehdistanz über den Zebrastreifen dorthin betrug vielleicht fünfzig Meter. Ein kurzer Umweg, der mich näher an den Anfang des langen Weges bringen würde, den meine alte Freundin und ich gemeinsam begehen wollten. Was sich als Trugschluss erwies. Das Geschäft hatte über Mittag geschlossen.

Die Sitzungstraktanden zogen an mir vorüber wie die nächtliche Landschaft an einem Zugspassagier: dunkel und distanziert. Nur einmal rückte etwas näher an mich heran. Es ging um die Vertretung der Firma in der Trägerorganisation einer kürzlich eingeweihten touristischen Einrichtung auf dem Gotthardpass. Der Sitz war durch den bevorstehenden Austritt unseres Finanzchefs neu zu besetzen. Laurent schlug mich als Nachfolger vor. Die Runde reagierte ohne Widerstreben, ich mit Schweigen und Ausdruckslosigkeit. «Begeisterung spricht», meinte Klaus scherzhaft in meine Richtung. «Wir haben es vorbesprochen», antwortete ich und versuchte zu lächeln. Damit war alles gesagt und meine Nominierung ohne weitere Worte erfolgt. Während die Traktanden wieder an mir vorbeizugleiten begannen, genoss ich das heimliche Wissen, für ein Amt bestimmt worden zu sein, das ich nie antreten würde.

Das zweite Mal machte ich den Weg nicht umsonst. Auf meine Bitte nach einem Schmerzmittel bot mir die rundliche, ältere Verkäuferin in der Apotheke ein Generikum an. Der gleiche Wirkstoff, die gleiche Dosierung. Nur der Preis sei geringer, meinte sie, sichtlich überzeugt vom Gesagten. Mir war es egal. Sie reichte mir eine Zwanzigerschachtel über den Tresen. Meiner Aufforderung, mir gleich noch eine zweite zu geben, kam sie ohne Zögern nach. «Aber nicht alle auf einmal nehmen», schob sie, ihrer Beratungs- und Vorsorgepflicht nachkommend, hinterher.

«Wo denken Sie hin», beruhigte ich sie. Bloss nicht mit einer unbedachten Äusserung oder einer unerwarteten Reaktion Verdacht wecken. Ich musste auch so noch oft genug wiederkommen, um die benötigte Menge an Tabletten zusammenzukriegen. Ich bezahlte rasch, lehnte die angebotene Tüte mit knappen Worten ab, steckte die Schachteln ein und verliess das Geschäft.

Die abendliche Müdigkeit, die sich längst über mich gelegt hatte, wich der Erschöpfung, als ich das Auto zu Hause auf dem Parkplatz abstellte. Beinahe fünfzehn Stunden waren vergangen, seit ich es von dort wegbewegt hatte. Noch erschlagender war der Eindruck, die Heimfahrt habe durch einen einzigen Tunnel geführt. Als wäre der Seelisberg nicht nach zehn Kilometern zu Ende gewesen, sondern hätte direkt bis vor meine Haustüre gereicht.

Bevor ich die Post sortieren und mich um die Unordnung in der Wohnung kümmern konnte, die über Tage hinweg stetig zugenommen hatte, benötigte ich Zuspruch. Ich fand ihn im Beipackzettel der Schmerztabletten. Darin wurde vor einer gleichzeitigen Verwendung mit Alkohol und anderen schmerzstillenden Substanzen sowie vor einer Einnahme auf nüchternen Magen und natürlich vor einer Überdosierung gewarnt. Als mögliche Folgen erwähnt waren Schädigungen der Leber, Nierenversagen, Hautschwellungen, Bauchkrämpfe und Atemnot. Auswirkungen, die ich dank der Mischung mit weiteren Medikamenten bis Ende Woche nicht nur erreichen, sondern sicherlich übertreffen würde. Eine Mischung, die mir meine alte Freundin empfohlen hatte. Sie würde uns beide auf den ersehnten gemeinsamen Weg bringen.

Neben Schlaftabletten fehlte einzig eine weitere Ration Schmerzmittel. Alkohol hatte ich in Form von Wein und schottischem Single Malt Whisky reichlich an Lager, und die Schachtel mit dem Antidepressivum war praktisch unberührt. Mein Hausarzt hatte mich vor gut zwei Monaten mit einem weiteren Halbjahresbedarf ausgestattet. Die Pillen sollten meine Stimmungsschwankungen im Zaum halten, die vor zwei Jahren erstmals aufgetreten waren. Ich hatte das Medikament eigenmächtig abgesetzt. Es würde bei übermässiger Dosis Herzrhythmusstörungen verursachen, wie ich dem Begleitzettel entnahm. Die letzte wesentliche Indikation, die noch gefehlt hatte.

Es war der restliche Inhalt der Weinflasche vom Vortag, der zur weiteren Aufhellung meiner Gemütslage beitrug. Ich nahm in der Leere meiner Gefühle eine eigenartige, angenehme Ausgeglichenheit wahr. Sie liess mich wie schwerelos in der Zeit schweben. Ich wollte die Empfindung nicht durch äussere Einflüsse gefährden. Christines Mitteilung blieb unbeantwortet. Sie hatte angefragt, ob wir miteinander telefonieren könnten.

Abschied vom Büro

Freitagmorgen

Am Freitag sollte noch eine Sitzung stattfinden. Eine abschliessende Sitzung vor Weihnachten. Eine letzte Anstrengung vor der Erlösung. Joachim, der Immobilienchef, und ich hatten vom CEO den Auftrag, eine Kommunikationsstrategie zu entwickeln. Sie sollte aufzeigen, wie wir im kommenden Jahr eine uns gewogenere Presse erhalten würden. Keine Ahnung, wie ich es schaffte, meine Gedanken zu ordnen und in Bewegung zu bringen. Auf einmal waren sie in den Sog eines Stroms geraten. Es war ein Strom der Kongenialität. In der Dynamik des Fliessens vermengten sich meine Überlegungen mit denjenigen von Joachim zu Ansätzen eines Konzeptes. Ich staunte. Ich hätte nicht geglaubt, dass ich noch einmal die Kraft aufbringen würde, um konzentriert und konstruktiv zu denken und zu handeln. Ein letztes Aufbäumen der Bereitschaft zu kooperativem Wirken. Es reichte gar soweit, dass ich das Ergebnis der Sitzung in eine Folienpräsentation übersetzte. Reduziert auf eine Reihe von Bildern und Symbolen sowie eine Liste mit Stichworten. Der CEO liebte solche Darstellungen. Joachim wollte die Aufgabe übernehmen, ihm das Konzept zu Jahresbeginn vorzuführen. Ich schickte ihm die Präsentation zur Unterstützung. Oder war es vielmehr mein berufliches Vermächtnis?

Ab Mittag begannen sich die Kollegen in die Weihnachtsferien zu verabschieden. Es wurden Pläne für die gut anderthalb Wochen ausgetauscht und Orte hin- und hergeschoben, wo die Reisen hingehen sollten. Gefolgt von den ritualisierten Wünschen nach schönen, frohen, gemütlichen oder sonst wie mit positiven Attributen besetzten Feiertagen. Auf die Frage, wohin es mich ziehen würde, antwortete ich: «Nach Hause. Ich habe sonst keine Zeit, dort zu sein.» Die Aussage wurde allgemein mit Humor quittiert. Die anstehenden freien Tage verleiteten niemanden zum Nachdenken über die beiden wie beiläufig dahingesagten Sätze.

Ich folgte meinem eigenen kleinen Mittagsritual. In der Bäckerei gab's den Käsekuchen und das Birchermüesli in unveränderter Qualität. Der Tausch des Mandelgipfels gegen ein Nusskreuz brachte auch keinen Gewinn an Genuss. In der Apotheke entschied ich mich diesmal für ein Schlafmittel. «Haben Sie es auch schon gehabt?» begehrte die junge Verkäuferin zu wissen. Sie war eine attraktive, hochgewachsene Frau mit dunkelblonden Haaren, die sie zu einem Pferdeschwanz gebunden trug, und mit kastanienfarbenen Augen. «Ja», log ich ohne zu zaudern. «Dann wissen Sie ja, dass Sie es nur kurze Zeit nehmen sollten. Es macht auf Dauer abhängig.»

Ich brummte zum Zeichen, dass ich um die Gefahr wusste. Die Frau war dennoch nur bereit, mir eine Schachtel mit zehn Tabletten zu verkaufen. Um nicht aufzufallen, unterliess ich es, eine grössere Packung zu verlangen. Sie musste ihre Ausbildung erst vor kurzem beendet haben. Zu deutlich wirkte der Einfluss der Schule im Verhalten der Apothekerin nach.

Kaum retour im Büro, erschien Klaus Engelsbach mit zwei Kuverts unter dem Arm. Als Dank für den Einsatz und die Zusammenarbeit erhielten Mirjam und ich je eines ausgehändigt. Sie enthielten eine Tageskarte für die regionalen Skianlagen. Ich bedankte mich nett und legte die Karte achtlos auf den Stapel mit den Pendenzen, die unerledigt geblieben, jedoch von untergeordneter Bedeutung waren. In seiner Vorfreude auf Weihnachten nahm Klaus mein Verhalten nicht wahr. Vor seinen Augen schienen lauter Christbaumkerzen zu brennen.

Mir kamen die Weihnachtsgrüsse des CEO in den Sinn. Es war eine E-Mail gewesen, zu vier Fünfteln aus kantigen Aufforderungen zu Leistung und Einsatz bestehend, zu einem Fünftel mit dem Hinweis, die kommenden Tage im Kreise der Angehörigen zu geniessen – um hernach voller Energie in den Job zurückzukehren. Ich hatte die Nachricht ungelesen gelöscht. Der Inhalt war mir bekannt gewesen.

«Siehst du deine Kinder über Weihnachten?» fragte mich Klaus beiläufig. Ich schüttelte den Kopf.
«Aber sie wohnen doch ganz in der Nähe von dir?»
Ich zuckte mit den Schultern.
«Ich werde meine auch nicht sehen. Das geht schon seit Jahren so. Ist eine echt beschissene Situation.»

Ich reagierte auf seine Feststellung mit einem halbbatzigen Nicken. Dann wünschte auch er frohe Weihnachten, drückte Mirjam

noch zwei Küsschen auf die Wangen und verabschiedete sich. Um auf der Schwelle der Bürotür kehrt zu machen und zu fragen, ob er mich anrufen könne, «wenn etwas los sein sollte».
«Jederzeit», gab ich zurück. Versuchen würde er wohl können, mich sprechen dagegen nicht. Nicht mehr nach Weihnachten.

Ausser bei den Assistentinnen von CEO und COO waren in allen Büros auf unserer Etage die Lichter ausgegangen. Abgesehen von demjenigen der Kommunikation. Mirjam und ich waren es gewohnt, zu den letzten zu gehören, die abends noch vor dem Bildschirm sassen.

Eigentlich hatte ich keine Aufgaben mehr, die nicht bis nach einer Rückkehr von den Jahresendtagen hätten warten können. Ich wollte aber Mirjam den Vortritt lassen. Also stellte ich mich beschäftigt, durch Klicken in meinem elektronischen Briefkasten und quer durchs Internet. Kurz nach 17 Uhr hatte das Zeittotschlagen ein Ende. Mirjam fuhr den Computer herunter, räumte ihre Tasche zusammen, schlüpfte in den gesteppten dunkelblauen Wintermantel und kam mir um das Pult herum entgegen. Wir drückten uns die Hand und gaben uns gegenseitig erholsame Feiertage mit auf den Weg. Den Mut zu den Küsschen brachten wir nicht auf. Bevor ich sie gehen liess, dankte ich ihr für die Zusammenarbeit, was Mirjam mit dem Eingeständnis zurückgab, froh darüber zu sein, dass ich zur Firma gestossen sei. Ein Gefühl, das sie nicht mehr haben könnte, wenn sie im neuen Jahr wieder an ihrem Platz sitzen würde.

Dann war sie weg, und ich konnte meine Seite des Büros in Ordnung bringen. Ich holte den Kalender in der Grösse eines Kleinplakats von der Wand. In wenigen Tagen würde er keinen Nutzen mehr haben. Ich faltete ihn zusammen und stopfte ihn in das Gestell mit dem Altpapier. Anschliessend riss ich die Lithographie oberhalb des Computers herunter. Sie war das Geschenk der Werbeagentur, mit der wir an meiner letzten Stelle zusammengearbeitet hatten. Zu jedem Jahresbeginn hatte es ein neues Exemplar mit den entsprechenden Ziffern gegeben. Diesmal waren die 20 und die 12 abgebildet, wechselnd in den additiven Farben Rot, Grün und Blau gruppiert. Ich hatte sie als Synonym genommen für ein gutes Jahr. Für ein besseres Jahr als das vorangegangene, das mir die Familie entrissen hatte. Ich zerknüllte den etwa 40 mal 40 Zentimeter messenden Karton und schmiss ihn in den Abfall. Dort gehörte das Jahr hin.

Ein Bild überlebte meine Entrümpelung. Es war eine Zeichnung meiner jüngeren Tochter. Beeindruckt vom imposanten Schauspiel hatte sie mit breiten Filzstiften und kräftigen Schwüngen den Vulkanausbruch auf Island im Frühling 2010 festgehalten. Glühend rote Lava und schwarzer Rauch, der aus einem Krater in der Form eines Kamins entwich, dominierten das Blatt. Links und rechts der Rauchsäule flatterten zwei grüne Vögel im Ascheregen. Das Kind war nicht allein von der Demonstration der Naturkräfte im Fernsehen beeindruckt gewesen. Ihm war nicht entgangen, dass der Vater beinahe Tag und Nacht hatte arbeiten müssen. Sie war damals noch keine sechs Jahre alt und ich als Sprecher der nationalen Luftfahrtbehörde damit beschäftigt, zu erklären, warum die Vulkanasche dafür besorgt war, dass während 80 Stunden keine Flugzeuge mehr landen und starten durften. Die gemalte Liebeserklärung sollte an der bisher frei gebliebenen Wohnzimmerwand weiterleben und meine Suche nach einem passenden Kunstwerk beenden. Eine Suche, die nach Weihnachten sowieso überflüssig sein würde. Ich faltete das Papier vorsichtig zusammen und steckte es in meine Mappe.

Ich blickte auf einen ordentlich aufgeräumten Arbeitsplatz. Wo sonst bis zum äussersten Rand der Tischplatte die Blätter wild verstreut und übereinander lagen, erhoben sich noch drei etwa eine Handbreit hohe Stapel aus Papier. Die Blei- und Filzstifte, die ich dauernd aus dem Papiermeer hervorkramen musste, standen sauber Spalier im zuvor leeren Schreibwarenhalter. In dieser Form war die Hinterlassenschaft meiner Arbeit einer Aufräumequipe zumutbar. Wer sich um meine privaten Sachen kümmern würde, interessierte mich nicht.

Ich packte meine Mappe, löschte die zwei Reihen Neonröhren an der Decke und liess das Büro hinter mir. Im Raum um die Ecke sassen die Assistentinnen beisammen. Ihre lockere Haltung und die gelassene Tonalität des Gesprächs liessen erkennen, dass auch ihre Anwesenheit nicht mehr zwingend erforderlich war. Ich warf ein «frohe Festtage» in das Büro, das die beiden Frauen wie ein Echo erwiderten. Es waren die letzten Worte, die ich in dem Gebäude hörte.

Von der unsäglichen Last eines Kampfes befreit, den ich nicht zu gewinnen vermochte, sank ich in den Fahrersitz meines Autos. Hatte die Heimfahrt am Vortag noch dem Flug eines Geschosses durch eine endlose, enge, dunkle Röhre geglichen, kam sie mir nun vor, als ob ich auf einem Teppich sitzend sanft nach Hause gleiten würde. Ein Stimmungswechsel konnte mitunter die bizarrsten Kapriolen in der Wahrnehmung eines Menschen provozieren. Eine frische Flasche Wein war dafür besorgt, dass mein Gemüt an diesem Abend keine weiteren Saltos vollführte. Und auch Christine würde sich nicht mehr zwischen meine alte Freundin und mich drängen. Auf ihre scheue Erkundigung hin, ob wir uns am Wochenende wieder einmal sehen könnten, hatte ich mit dem knappen Satz geantwortet, dass ich lieber alleine bleiben wolle. In ihrer Enttäuschung verzichtete sie darauf, sich nach den Gründen für meinen Willen zur Isolation zu erkundigen. Ich war ihr unendlich dankbar.

Die letzte Mahlzeit

Samstag

Ich konnte es kaum fassen. Ich hatte zwei Pack Fisch – einmal Thun und einmal Kabeljau – gekauft, dazu einen Beutel geschnittene Salatmischung, eine Stange Pariserbrot, drei Joghurt mit Heidelbeeren, zwei mit Brombeeren sowie einen Beutel voll spitzer Peperoni. Dabei war alles, was ich gewollt hatte, Zutaten für ein Abendessen gewesen. Eine letzte Mahlzeit, mehr brauchte ich nicht. Ich stand in der Küche, den Einkauf ausgebreitet und regte mich auf. Warum zum Teufel hatte ich das getan? Aus Gewohnheit? Aus Angst? Aus Sicherheit? Ich wusste es nicht, was mich noch mehr ärgerte. Nein, diesmal würde ich nicht davonlaufen und meine alte Freundin im Stich lassen. Ich war ein Irrtum der Geschichte. Einer, der endlich ausgeräumt gehörte. Ich spürte die Hand meiner alten Freundin und hielt sie fest umklammert. Wir gehörten zusammen. Auf ewig. Nichts und niemand würde uns trennen können. Wir würden den Weg gemeinsam gehen. Bis an sein Ende. Mein Versprechen war unwiderruflich.

Ich verstaute die Nahrungsmittel im Kühlschrank und machte mich auf zur nächsten Apotheke. Die Verkäuferin war kaum älter als jene vom Vortag, hatte jedoch ein Vielfaches weniger Ausdruckskraft in ihren Augen. Es war denn auch ein leichtes, eine Zwanzigerpackung Schlaftabletten zu bekommen. Die junge Frau bemühte sich, die Warnformel herunterzuleiern, doch ich unterbrach sie barsch mit der Bemerkung, ich wüsste um die Nebenwirkungen und Risiken. Ich händigte ihr die erforderliche Note aus, nahm das Retourgeld entgegen und hatte das Geschäft verlassen, ehe sie dazu kam, mir einen schönen Tag zu wünschen. Was nicht sein würde, musste ich auch nicht hören.

Der grantige Auftritt hatte gewirkt, also wiederholte ich ihn in der nächsten Apotheke. Die untersetzte mittelalterliche Verkäuferin mit dem aufgesetzten Lächeln übergab mir ebenfalls ohne nachzudenken eine Schachtel mit zwanzig Schlaftabletten. Auch sie fühlte sich verpflichtet, mich auf die Konsequenzen einer fortdauernden Einnahme hinzuweisen. Ich konzentrierte mich auf ihre krampfhaft nach oben gezogenen Mundecken, um die Warnungen nicht entgegennehmen zu müssen. Als sie mir mit unverändertem Lächeln den Preis nannte, fühlte ich mich für einen Moment wie der Testkäufer in einer Konsumentenratgebersendung am TV. Innert weniger Minuten hatte ich für das gleiche Präparat an die 20 Prozent mehr bezahlt. Und erst noch die fratzenhafte Freundlichkeit der Verkäuferin aushalten müssen. Über die Komik dieser Situation hätte man eigentlich lachen können. Mir war aber nicht nach Gefühlen zumute. Ich wollte einzig die Substanzen beieinander haben, die mir erlauben würden, bald nichts mehr fühlen zu müssen.

500 Meter weiter war ich am Ziel. Ein letztes Mal die Frage nach Schmerztabletten, ein letztes Mal eine desinteressierte Bedienung, die die verlangte Menge ohne Gegenfrage herausgab, ein letztes Mal weghören, wenn die Fachperson ihrer Pflicht nachkam und zur zurückhaltenden Verwendung des Mittels mahnte. Gedanklich derart in diese Reihenfolge versunken, fiel mir erst draussen auf, dass der

Verkäufer es unterlassen hatte, mich in Sachen Nebenwirkungen zu belehren. Der Kauf war reibungslos, glatt und speditiv vor sich gegangen. So flüssig, ja fliessend, wie ich mir den Übergang meines letzten Weges vorstellte. Der Begleitzettel der Schlaftabletten gab mir die Garantie, dass mein Wunsch in Erfüllung gehen werde. Er stellte mir eine verstärkende Wirkung durch gleichzeitigen Konsum der Tabletten mit starken Schmerzmitteln, Medikamenten gegen seelische Störungen und Alkohol in Aussicht.

Ich wühlte den angelegten Vorrat an Schächtelchen aus dem Spiegelschrank meines Badezimmers und brachte ihn in die Küche. Aufeinandergelegt erreichten sie die Höhe der Zuckerdose. Die Süsse der Pillen würde den Inhalt der Dose übertreffen. Die Erwartung war eine sinnbildliche, über den Geschmack der kleinen weissen Rondellen machte ich mir keine Vorstellungen. Den sollte ich früh genug erfahren.

Ich stellte einen Massbecher bereit und begann, die Tabletten aus den Kunststoffschalen zu drücken. Stück für Stück, eine um die andere fielen sie in das Gefäss. Mechanisch, einem Automaten gleich, sprengte ich mit dem Daumen die dünne Aluminiumschicht auf und leerte die Tablette aus. Zuerst ertönte ein Knistern, dann ein Ploppen, immer und immer wieder. Einen Unterbruch in der Monotonie des Vorgangs gab es nur durch einen Schluck Wein. Bis die am Vorabend geöffnete Flasche ausgetrunken, die Schalen leer waren und der Behälter beinahe halbhoch mit Tabletten gefüllt.

Ich goss Wasser hinzu, liess den Massbecher stehen und stopfte die leeren Schachteln und Schalen in einen undurchsichtigen weissen Plastiksack. Diesen knotete ich zu, zog mir eine schwarze Jacke an und ging im Schutz der Dunkelheit auf die Suche nach dem nächsten öffentlichen Abfallkübel. Dort schaute ich um mich. Es war niemand zu sehen. Wenige Minuten später war ich zurück in meiner Wohnung, ohne einem Menschen begegnet zu sein. Es war vorgesorgt, die Spur beseitigt. Sollte mich wider Erwarten jemand vorzeitig entdecken, würde er nicht herausfinden, was ich genommen hatte.

Inzwischen hatte das Wasser die Tabletten aufgelöst und sich mit ihnen zu einem zähflüssigen Brei vermischt. Ich rührte mit einem Kaffeelöffel darin. Das Mus war gleichmässig und enthielt keine festen Stücke mehr. Ich stellte das Gefäss beiseite wie eine vorbereitete Sauce, die erst zum Anrichten des Hauptganges im Rezept wieder erwähnt wurde.

Die leere Weinflasche hatte ich gegen eine frisch entkorkte getauscht, und aus den Lautsprechern meiner Stereoanlage ergoss sich die Musik einem Wasserfall gleich immer lauter rauschend in den Wohnraum. Ich geriet in den Strudel einer tranceartigen Sphäre, der Gravitation des Lebens mehr und mehr entschwebend. Die leere Kreidetafel an der Wand gegenüber der Balkontüre schrie, die Musik übertönend, um meine Aufmerksamkeit. Sie lechzte nach einer Bestimmung, einer neuen Beschriftung. Ich fasste nach einem Kreidestück und liess meinen Gedanken ihren Lauf: «Ihr könnt mich nicht verstehen, versucht es gar nicht erst – ihr werdet jämmerlich scheitern.» Die Botschaft galt, wer immer in die Lage käme, sie zu lesen.

Aus der Gewohnheit heraus begann ich, das Abendessen zuzubereiten. Obwohl ich weder Hunger hatte noch sonst ein körperliches Bedürfnis spürte. Mein einziges Verlangen war die Hand meiner alten Freundin in der meinen zu spüren, den sanften Druck der Erinnerung an den Eid, den wir uns geschworen hatten. Die Mahlzeit gelang meiner Disposition entsprechend. Der Kabeljau war fad und zu stark gebraten, die Salatsauce wässrig und pfefferig. Ich kippte den Fisch in den Salat und rührte die Mischung untereinander. Mit ausreichend Wein würde der Frass schon runtergehen.

Umso verlockender war die Aussicht auf das anschliessende Dessert. Ich zückte den Massbecher mit dem weissen Brei und suchte nach der Zutat, die dessen Wirkung abrunden würde. Ich fand sie im Vorratsschrank, im untersten Regal. Dort standen die Whiskyflaschen in geschlossener Formation. Die zweite von links in der vordersten Reihe war es. Der Highland Malt wies Fassstärke und damit die höchsten Volumenprozente Alkohol auf. Ich goss drei kräftige Schlucke in das Gefäss und rührte die Masse erneut und schwungvoll durch. Der Geruch, den das Mus verbreitete, verhiess keinen Genuss. Ich gab meiner Nase folgend eine tüchtige Portion Zucker hinzu und stellte den Becher auf den Schlafzimmerboden, in Reichweite des Bettes.

In Ruhe schlafen

Samstagnacht

Nachdem ich mich ausgezogen und die Kleider achtlos dem Schrank zu Füssen geworfen hatte, kam mir die Warnung vor der Kontraindikation aus dem Internetforum in den Sinn. Ich holte ein Becken und wollte es neben dem Massbecher platzieren, als das Signal einer eingehenden Meldung auf meinem Mobiltelefon ertönte. Ich hielt inne. Es war ein kurzer Moment, aber er genügte. Der Druck meiner Hand liess nach. Die Neugier gewann die Oberhand über die Konsequenz. Ich setzte mich ächzend auf die Couch. Christine flehte mich an, ihr ein Lebenszeichen zu geben. Sie sorge sich um mich. Mir fiel wieder ein, dass ich auf ihre ersten beiden Meldungen des Tages nicht reagiert und sie dadurch verärgert und verunsichert hatte. Jetzt würde ich weder mein Schweigen noch mein Versprechen, das ich meiner alten Freundin gegeben hatte, brechen. Ich liess Christines inständige Bitte unbeantwortet und ging zurück ins Schlafzimmer.

Den kraftvoll zurückkehrenden Druck in meiner Hand nahm ich wie den Einschlag wahr, mit dem sich zwei Menschen gegenseitig Mut machen. Mut, um gemeinsam einen Weg aus der Beschwernis zu beschreiten. Ich setzte den Massbecher an meinen Mund und nahm einen grossen Schluck. Die Brühe schmeckte scheusslich. Bitter, scharf, ätzend. Auf der Zunge brennend, im Hals sengend, vergewaltigte sie meinen Gaumen. Ich würgte das Zeug runter und zwang mich, einen weiteren Schluck zu nehmen. Sosehr ich mich dagegen sträubte, er fiel kleiner aus als der erste. Wieder wurde meine Mundhöhle misshandelt. Ich eilte in die Küche und schüttete ein Glas kaltes Wasser in mich hinein, um den Brand in Mund und Rachen zu lindern.

Dann legte ich mich ins Bett im Vertrauen darauf, dass meine alte Freundin mir den gepriesenen Weg zeigen würde. Auf einmal juckte es in mir. Ich hatte den Kindern eine Widmung schenken wollen. Auf der ersten Seite des Buches, das ich jedem von ihnen zu Weihnachten gekauft hatte. Sie sollten etwas in den Händen halten können, das sie an mich erinnerte. Das Erbe, das ich ihnen hinterlassen würde, wäre zu abstrakt gewesen. In ihrem Alter könnten sie es noch nicht richtig erfassen. Ein Buch mit persönlicher Inschrift hingegen wäre nicht an einen materiellen Wert gebunden und würde sie durchs Leben begleiten. Wie ein Talisman sollte es sie vor Ungemach beschützen, verbunden mit der Hoffnung, sie kämen in ihrem Leben besser zurecht als ich es mit meinem konnte.

Ich wollte mich aufsetzen, doch ein unbekannter Widerstand hinderte mich daran. Ich musste mich mit den Unterarmen abstossen, um hochzukommen. Beim Aufstehen spürte ich, wie wacklig meine Beine waren. Ich musste mich am Türrahmen abstützen. Der Cocktail begann zu wirken. Die Wände geleiteten mich einer Krücke gleich ins Wohnzimmer. Die Bücher lagen auf dem Esszimmertisch bereit, doch ein Filzschreiber fehlte. Im Büro hatte es welche. Die Wände halfen mir mühsam hin und zurück. Ich öffnete das erste Buch und begann zwischen den gedruckten Zeilen des Impressums zu schreiben. In die erste Lücke füllte ich den Namen des Kindes. Den zweiten Zwischenraum nutzte ich für die Worte «in ewig währender Liebe», unter die ich «Papi» setzte, und in den letzten Teil der Seite notierte ich das Datum: Weihnachten 2012. Der Vorgang wiederholte sich zweimal, wobei mir das Schreiben zusehends schwer fiel. Beim letzten Weihnachten 2012 drohte der Stift nach jedem Buchstaben auszubrechen und das Geschriebene zur Unleserlichkeit zu entstellen. Ich kämpfte mit zittrigen Fingern um meine Schrift, in der Hoffnung, trotz der fortschreitenden Intoxikation meines Körpers sei mir die für das Vermächtnis an meine Kinder nötige Zeit noch vergönnt. Sie war es. Doch ich war ausgelaugt von der Anstrengung, meine Sinne ein letztes Mal beieinander zu halten. Ich nahm die signierten Bücher und legte sie ostentativ leicht versetzt übereinander mitten auf den langen, weiss lasierten Tisch. Sie trugen mein Testament in sich, zusammen mit der Botschaft auf der unmittelbar neben dem Tisch hängenden Wandtafel.

Mit zunehmend unkontrollierbaren spastischen Bewegungen versuchte ich wieder ins Schlafzimmer zu gelangen. Die Wände, die mir zuvor noch Stütze gewesen waren, wiesen mich ab und nahmen mir den Halt. Meine bebenden Hände rutschten ab. Gleichzeitig hörten die Beine auf, meine Befehle entgegenzunehmen. Mein Koordinationsvermögen kollabierte, und ich ging zu Boden. Verzweifelt wehrte ich mich dagegen, flach hinzufallen. Ich wollte nicht im Flur zwischen Küche und Schlafzimmer liegenbleiben. Es zog mich zurück ins Bett, einen Ort mit mehr Würde. Mein Wille schob mich, und meine verbliebene Energie zog mich dorthin, wo ich erschöpft und schlotternd Zuflucht zwischen Decke und Laken suchte. Dann verlor ich das Bewusstsein.

Ein grimmiger Schmerz in der Bauchgegend und Übelkeit weckten mich. Gerade rechtzeitig. Ob es Reflex war oder die eklige Vorstellung von einem vollgekotzten Bett wusste ich nicht. Jedenfalls drehte ich mich um, so zügig es ging, und langte nach dem Becken. Die Geduld meines Magens war zu Ende. Ich musste mich übergeben. Mehrere Male, bis aus meinem Mund nur noch Gallensaft tropfte. Ich spürte, wie mein Herz raste und derart heftig gegen den Brustkorb schlug, dass es wehtat. Mein Mund war ausgetrocknet, und der Zunge fehlte das Empfinden. Meine Hände schlotterten, als hätte ich einen heftigen Stromstoss verpasst erhalten. Von draussen tönten Stimmen zu mir herein. Durch das geschlossene Fenster mischte sich Kinderlachen mit Ausrufen des Nachbarn und einer mir unbekannten Person. Verstehen konnte ich die Äusserungen nicht. Dafür waren sie zu undeutlich. Das Geräusch klirrender Gläser und Flaschen war zu hören. Die typische Stimmung eines Gartenfestes. Ein Gartenfest kurz vor Weihnachten? Bei Temperaturen um den Gefrierpunkt? Ich wurde unsicher und wollte nachschauen gehen. Die Ungewissheit, ob ich es nochmals ins Bett schaffen würde, hielt mich schliesslich davon ab.

Ich kann mich nicht erinnern, wie ich wieder auf die Couch gekommen war. Ich mühte mich mit den Kurzmeldungen auf meinem Telefon ab. Christine hatte sich nicht wegschweigen lassen. Ich nahm ihre Vorwürfe, warum ich den Kontakt zu ihr abgebrochen hatte, durch einen Schleier der Gleichgültigkeit auf. Nach einer Weile hatte sich diese Gleichgültigkeit in Fatalismus verwandelt. Ich wollte Christine wissen lassen, dass sie mich nicht verdiene. Sie war organisiert, strukturiert, offen für Neues und ehrlich. Ich dagegen war ein Chaot, insbesondere in Sachen Liebe und Gefühle. Irgendwie gerieten mir die Worte durcheinander. Ich versuchte den Satz umzustellen, schnitt Teile davon am einen Ende aus und setzte sie am anderen wieder ein. Es las sich nicht besser. Vor meinen Augen begann es zu flimmern. Die Buchstaben auf dem Bildschirm führten einen wilden Tanz auf.

Auf einmal war ich mit Christine verbunden, ohne dass das Telefon geläutet oder ich ihre Nummer gewählt hätte. Ich erschrak und unterbrach die Linie. Worauf sie mich anrief. Ich liess das Gerät klingeln, bis sie aufgegeben hatte. Meine zittrigen Finger navigierten schwerfällig durch die Programme, zurück zu der angefangenen Kurzmitteilung. Ich schaffte es kaum noch, die Aussagen ihrem Sinn entsprechend zu ordnen. Ehe ich ein weiteres Fragment des Textes, das ich ausgeschnitten hatte, umplatzieren konnte, hörte ich Christine aus dem Lautsprecher mit mir reden. Ich schwieg, atmete schwer, fluchte in mich hinein und starrte ungläubig auf den Bildschirm. Dann kippte ich sie aus der Leitung. Wortlos. Bevor sie ein weiteres Mal zurückrufen konnte, flickte ich hastig ein paar Worte in meine letzte Meldung und schickte sie ab.

Ich stellte das Telefon auf Bereitschaftsmodus, schaltete den Ton aus und liess das Gerät auf der Couch liegen. Auf unsicheren Beinen gelangte ich zu meinem Erstaunen ohne einzuknicken bis ins Bett. Mein Blick traf auf den Messbecher, der von der beleuchteten Digitalanzeige des Weckers angestrahlt wurde. Ich konnte nicht mehr und ich wollte nicht mehr. Keinen Schluck würde ich mehr runterbringen. Allenfalls später. Ich wollte nur noch eines: in Ruhe schlafen.

Anschluss in der Notaufnahme

Sonntagmorgen

Ich schlug die Augen auf. Ein Gesicht lächelte mich freundlich an. «Fühlen Sie sich besser?»

Ich schaute die Gestalt an. Es war die Krankenschwester. Mein Mund war staubtrocken, in den Fingerspitzen hatte sich Taubheit breit gemacht, auf der Höhe der Nieren plagte mich ein drückender Schmerz und mein Puls war bis in die Unterarme spürbar. Und obwohl sich meine Blase anfühlte, als platze sie gleich, brachte ich es selbst unter vollem Druck nicht fertig, sie zu entlasten. Die Medikamentenmixtur hatte offensichtlich auch die Harnröhre lahmgelegt. Ich murmelte etwas Halbverständliches, so ähnlich wie «einigermassen».

Ihr Gesicht blieb freundlich: «Aber Sie sind sicher froh, dass Sie hier sind?»
Ich wollte ihr etwas entgegnen, doch die Worte blieben mir im Hals stecken. Ich nickte in ihre Richtung und drehte danach den Kopf zur Seite als Zeichen, dass ich die Konversation für beendet hielt.

Christine hatte in ihrer Verzweiflung meine Eltern aus dem Bett geklingelt. Da sie nur einige Strassen weiter wohnten, standen sie am frühen Morgen vor meiner Türe. Ich hielt das Schellen der Glocke und das Poltern gegen die Türe wie die Geräusche, die während der Nacht aus dem Garten der Nachbarn eingedrungen waren, für eine Halluzination. Erst allmählich liess ich die Realität zu mir vor.

Mein letzter Weg hatte mich nicht ins Nichts geführt, sondern in die Notaufnahme des Spitals. Wo Instrumente die Dosierung des Entgiftungsmittels für meine Leber kontrollierten und die Herzfrequenz und den Blutdruck konstant überwachten. Und wo freundliche Gesichter sich nett nach meinem Befinden erkundigten. Die Situation trug etwas Surreales in sich. Angehängt an Automaten fand das abgehängte Individuum wieder Anschluss an die Gesellschaft. Um zu wollen, dass man von ihr aufgenommen wurde und um wieder Vertrauen in sie zu fassen, würde es allerdings mehr benötigen. Freundliche Gesichter alleine waren nicht genug.

Meine Augen durchstreiften den Raum auf der Suche nach Ablenkung. Das an der Wand gegenüber hängende Bild war zu fade. Es bestand aus kraftlosen Pastelltönen. An diesem Eindruck vermochte auch der schmale rote Streifen, der die blasse Langeweile diagonal durchquerte, nichts zu ändern. Zur Rechten befand sich ein mit meinen Kleidern bedeckter Sessel, und schräg daneben verweigerte ein silbergrauer Vorhang, der an einem Rundgestänge hing, die Sicht auf ein Gestell mit Krankenhausutensilien. Zur linken stand die Maschinerie, die meinen Kreislauf observierte. Der Monitor zeigte ein von unsichtbaren Gezeiten angetriebenes Wellendiagramm und darüber eine nervös rauf- und runterhüpfende digitale Zahl. Je nachdem, wie ich mich bewegte, oszillierte die Ziffer zwischen 100 und 80. Tiefer fiel sie nie. Die Nachwirkungen der letzten Nacht hielten mein Herz auf Trab. Die Anzahl Schläge pro Minute lag mindestens ein Viertel über meinem Ruhepuls. Ich verlor das Interesse an dem Zahlenspiel und schloss die Augen. Sie wanderten nach innen, wo sie auf eine vollständige Schwärze stiessen. Sie blickten auf die Vorstellung meines weiteren Lebens.

Aus dem Nichts flog die Türe auf und die Assistenzärztin, die meine Behandlung zu verantworten hatte, stürmte ins Zimmer. Sie baute sich vor meinem Bett auf, obwohl ihre Erscheinung denkbar schlecht dafür geeignet war: eine schmächtige Figur, die der offene, um ihre schmale Hüfte wehende Medizinerkittel noch betonte, ein ovaler Kopf mit einem in den Spitz laufenden Kinn und Gesichtszüge, deren Feinheit von einem Backfisch hätten stammen können. Die schulterlangen, locker gewellten Haare, die sie zu einem Pferdeschweif gebunden trug, komplettierten den mädchenhaften Eindruck. Vielleicht betonte sie deswegen mit jeder Bewegung das Resolute in ihrem Auftritt. Ihre Stimme dagegen hatte einen ausgesprochen freundlichen Klang.

Sie informierte mich in kurzen, klaren Sätzen über die Befunde der Laboranalyse meines Blutes. Ich hatte Glück gehabt. Die festgestellte Restmenge an Paracetamol lag unterhalb des kritischen Bereichs. Einen grösseren Teil hätte ich wohl ausgekotzt und den Rest habe die Leber abgebaut. Der Tonfall, mit dem die Ärztin den Befund erklärte, hörte sich an, als lese sie zum Zweck einer Bestandeskontrolle aus einer Medikamentenliste vor. Die in der ersten Untersuchung am Morgen aufgetauchte Anomalie in meinem Herzschlag war inzwischen verschwunden, wie sie ergänzte. Ihre Stimme tönte unverändert nach der Medikamentenliste.

Damit war die physische Behandlung beendet. Was mir noch bevorstand, war eine psychische Abklärung. Der diensthabende Psychiater sollte herausfinden, ob dringender Bedarf für eine therapeutische Intervention bestand oder er getrost nach Hause gehen und Weihnachten feiern konnte – zusammen mit seiner Frau, wie ich dem Ring am entsprechenden Finger seiner linken Hand entnehmen konnte. Der Mann erschien so authentisch und vertrauenerweckend wie ein Politiker unmittelbar vor dem Wahltermin. Seine Bemühungen, einfühlsam zu wirken, kamen mir vor, als rede er auf ein Kleinkind ein. Alleine die Aussicht, ihn über Weihnachten regelmässig zu Besuch zu haben, mobilisierte Kräfte in mir. Ich wollte raus. Raus aus dem Bett und dem Krankenhaus. Mir fehlte jede Vorstellung, wohin ich hätte gehen können. Es war mir vollkommen egal. Ich wollte bloss weg.

Christine, die aufgewühlt vor der Türe wartete, und meine Eltern waren dem Psychiater Gewähr genug, dass ich Betreuung haben und unter unauffälliger Beobachtung stehen würde. Die Rückfallgefahr schien kontrollierbar. Er liess mich gehen. Mit der Auflage, mich nach Weihnachten bei meinem Hausarzt zu melden, um das weitere Vorgehen festzulegen. Die Intensität der Depression, die ich hatte, machte eine psychotherapeutische Behandlung unausweichlich. Zum Schluss wies mich der Mann an, das Psychopharmakon wieder zu nehmen, das ich ohne Rücksprache mit einem Mediziner beiseitegelassen hatte. Ich musste ihm versprechen, mich daran zu halten. Was ich mit der Aussicht, ihn loszuwerden, ohne nachzudenken tat.

Erleichtert sank ich Christine in die Arme. Sie nahm mich entgegen, ohne Fragen, Belehrungen oder Vorwürfe. Obwohl die Gefühle in ihr brodelten. In ihrem Wagen fuhren wir zu meiner Wohnung. Es war eine Rückkehr an einen Schauplatz voller gespenstischer Erinnerungen. An einen Weg, der sich in Nichts aufgelöst hatte und an eine alte Freundin, die davongeschlichen war. Auf leisen Sohlen und ohne sich zu verabschieden. Nicht verwunderlich, dass ich nicht mehr an sie glaubte und das Vertrauen in sie verloren hatte.

Isolation und der Weg zurück

Altjahreswoche

Es war auch eine Rückkehr zu Spuren, die ganz oder zumindest teilweise aus meinem Gedächtnis gelöscht worden waren. Mein Mobiltelefon sagte mir, dass ich am Abend zuvor Christine nicht nur zweimal, sondern viermal angerufen hatte. Dreimal alleine innerhalb von fünf Minuten. Die Mitteilung, die ich ihr dazwischen geschickt hatte, bestand zur Hälfte aus dem verstümmelten Satz «wir können morgen tel», der zweimal repetiert war, wobei in der letzten Fassung das abschliessende «tel» fehlte. Im Mailsystem fand ich den Entwurf einer Meldung, die vom Server nicht hatte versandt werden können. Sie war gänzlich blank, abgesehen vom in die Schreibrichtung zielenden Piktogramm eines Revolvers in der Adresszeile.

Der Blick auf die Wandtafel offenbarte einen weiteren Aussetzer meines Gehirns. In der Wucht des Momentes hatte ich im Satz «Ihr könnt mich nicht verstehen, versucht es gar nicht erst» das letzte Wort ohne «r» hingekritzelt. In der erneuten Betrachtung und mit der zeitlichen Distanz eines Tages erschien mir die Schrift exotisch. Als ob es nicht die meine, sondern eine unter wildfremder Hand entstandene wäre.

Nicht mit meinem Erinnerungsvermögen überein stimmten die Widmungen in den Büchern für meine Kinder. Während im ersten hinter dem Namen ein nicht mehr entzifferbares Adjektiv mit der Endung «während» stand, war beim letzten von der «ewig währenden

Liebe» nichts mehr erhalten geblieben. Unterhalb der Namen der beiden anderen Kinder war ein Gekritzel zu sehen, das eine Mischung aus der Kurzform meines Vornamens und der Unterschrift, mit der ich offizielle Dokumente signierte, darstellte. Von der Absicht, «Papi» schreiben zu wollen, war nichts übrig geblieben. Beeindruckend und beklemmend zugleich, wie die Potenz der Tabletten mein Bewusstsein ausgeschaltet, wie die Chemie einem mächtigen Pflug gleich die Chemie in meinem Kopf umgeackert hatte.

«Unvorstellbar, wenn du nicht mehr hier wärst.» Christine stand hinter mir und blickte verstört auf die Einträge in den Büchern. Ich widersprach ihr nicht. Die Vorstellung war unsäglich. Alles, was ich meinen Kindern hinterlassen hätte, wäre das Geschreibsel auf der Aufschlagseite eines Buches gewesen. Unlesbar, wirr, konfus. Was für ein Bild des Vaters, das sich in ihre Erinnerung eingebrannt hätte! Die Überlegung, was es für sie bedeutet hätte, mich nicht wiederzusehen, machte ich mir nicht. Sie wären immerhin nicht der Fürsorge zur Last gefallen, verfügte ich doch über eine ausreichende Versicherungsdeckung. Keine Vorstellung hatte ich von den Gefühlen, mit denen ich sie zurückgelassen hätte. Dass ihnen nicht nur ein Bild im Kopf eingeätzt worden wäre, sondern die Stichflamme eines Schmerzes ihr Herz versengt hätte.
Ich war nicht von Bedeutung. Für nichts und niemanden. Daran hatte sich seit gestern nichts geändert. Ich wusste nur, dass ich einen anderen Weg suchen musste, um damit klarzukommen. Wie und wo ich ihn finden würde, entzog sich meiner Kenntnis. Mir war nur eines bewusst: Es würde mühsam und beschwerlich werden.

Ich packte Sachen für eine Nacht, und Christine fuhr mich den kurzen Weg zu meinen Eltern. Ich wäre am liebsten für mich geblieben, aber ich versuchte gar nicht erst, den Wunsch zu äussern. Sie wären nicht bereit gewesen, ihn zu akzeptieren, und ich war zu ermattet, um dafür zu sorgen, dass sie es doch getan hätten.

Ich war eine grauenhafte Gesellschaft. Apathisch und wortkarg wies ich alle Angebote zurück, mir Gutes zu tun und sabotierte sämtliche Unterstützungsversuche. Kein Gespräch, kein Gesellschaftsspiel, kein Buch, keine Besuche, keine Bewegung, nichts. Die meiste Zeit sass ich in einem Sessel und starrte in mich hinein, wo unablässig leere Filmrollen abliefen. Einzig bei Tisch war ich bruchstückhaft zu einer Konversation in der Lage. Das musste auch Christine erfahren. Ich verbrachte die beiden Weihnachtstage bei ihr und war für praktisch nichts zu gewinnen. Einzig auf einen Spaziergang am 25. Dezember rund um den Davoser See ging ich mit. Den anschliessenden Kaffee, den sie gerne mit mir trinken gegangen wäre, verschmähte ich jedoch.

Ich ertrug die Menschen schlecht. Ihre Nähe löste in mir einen Hang zum Ausweichen aus, ihre Gegenwart den Reflex zum Rückzug. Ansammlungen von Leuten waren mir ein Gräuel. Gefangen in der Menge, ohne die Möglichkeit zum Ausbruch, lösten sie in mir die Angst aus, erdrückt zu werden. Nicht körperlich, sondern geistig. Einzig in gesichtslose Massen wagte ich mich vor, sofern sie aufgelockert waren und sich in Bewegung befanden – wie Passantenströme in einer Ladenmeile. Ich brauchte die Gelegenheit, in ihr untertauchen zu können wie ein Sandkorn, das in einer sich endlos hinziehenden Wüste verschwindet. Nicht auszuhalten vermochte ich eine Runde mit Bekannten. Der fehlende Schutz der Anonymität führte zu einer Exposition der Gruppe gegenüber. Ich konnte nicht schweigend und ausdruckslos dabei sein, ohne dem Eindruck zu verfallen, die anderen seien peinlich berührt von meinem Verhalten. Oder fühlten sich beleidigt. Oder hätten Mitleid mit mir. Ich sah mich meines Rechts beraubt, ohne Hemmungen in mich hinein zu schweigen. Worum auch immer sich eine Diskussion drehte, nach wenigen Sätzen war meine Energie verbraucht, und ich glitt aus dem Gespräch hinaus in die Rolle des stillen Zuschauers. Als ob ich mich auf einmal vor einem Bildschirm befände, auf dem eine dieser tranigen Talkshows ablief zu einem Thema, das niemanden auf der Welt wirklich bewegte. Mit dem einzigen Unterschied, dass mir die Teilnehmenden alle persönlich bekannt waren. Was bewirkte, dass die Diskussion noch schwerer auszuhalten war.

Bisweilen nahm meine Begegnungsaversion autistische Züge an. Mit einer vollgepackten Tasche vor der Kasse eines Supermarktes stehend, überlegte ich mir, die Waren wieder auf die Regale zu verteilen und ohne Einkauf durch den Eingang aus dem Laden zu flüchten. Und alles bloss, weil ich fürchtete, die Kassiererin würde mir, nachdem ich bezahlt hätte, einen schönen Tag wünschen, was ich aus anerzogenem Anstand heraus hätte erwidern müssen. Dabei war es nichts als reine Routine in einer alltäglichen geschäftlichen Beziehung zweier Menschen. Dahingesagte Floskeln ohne grosse Bedeutung. Ich jedoch sah darin eine Pflicht. Eine Pflicht, der zu folgen ich mich nicht in der Lage fühlte. Ich rettete meinen Einkauf, indem ich mich überwand und die erwartete Verabschiedungsformel der Frau mit einem undeutlichen Brummeln quittierte. Dadurch vermied ich, ihrer Gesprächsführung im Sinne der Konvention folgen zu müssen. Die nächsten Tage ging ich nicht mehr einkaufen und zehrte von meinem Vorrat.

Selbst im Wald war ich nicht alleine. Mein Hausarzt hatte mir in der ersten Konsultation nach der Entlassung aus dem Spital geraten, spazieren zu gehen. Als erste Hilfe, um meine innere Leere durch die Bewegung zu füllen. Bis ich in einer therapeutischen Einrichtung umfassende Unterstützung erhalten würde. Unterstützung, um meinem Leben wieder einen Sinn geben zu können. Der Wald sollte mir die Ruhe und Abgeschiedenheit bringen, die ich auf der Strasse nicht würde finden können. Für eine begrenzte Zeit. Nur eine bis zwei Stunden, aber immerhin. Ich könnte eingehen in die Natur, ihre Stimmung aufnehmen. Das Rauschen des durch die Baumkronen streifenden Windes, der Schrei eines über den Wipfeln kreisenden Milans, das Rascheln eines sich durch das Gestrüpp davonmachenden Nagetiers. Und auf einem erhöhten Weg die Aussicht über die mit Raureif verzierten Bäume auf die Front der Berge im Berner Oberland. Die leichte Föhnlage liess die Gipfel so nahe erscheinen, als gebe es zwischen ihnen und dem Jura weder das Mittelland noch die Voralpen. Als wollten sie mir so nahe erscheinen, um sich als Refugium für meine herumirrende Seele anzubieten.

Die Ruhe allerdings war nicht zu finden. Mir kamen Menschen in die Quere, die wie ich danach trachteten, den Wald als Rückzugsort zu erleben. Kamen sie mir auf meinem Weg entgegen, nahm ich die nächste Abzweigung, selbst wenn sie ins Unterholz führte. Bloss nicht sie kreuzen, ihnen begegnen und noch schlimmer etwas zu ihnen sagen müssen. Mein Versteifen auf die Isolation war absolut. Konsequent und keine Ausnahme duldend.

Die Spaziergänge begannen mir Kraft zu geben, und aus ihnen wurden mehr und mehr Märsche. Nach etwa einer Woche fällte ich den Entscheid: Ich wollte auf die Geissfluh. Der Felsvorsprung thronte 450 Meter über dem Dorf, beschützt von einem mächtigen Kreuz, dessen Kontur in der Nacht von vorgehängten Neonröhren beleuchtet ins Tal strahlte. Unzählige Male hatte ich sie begangen, von Kindsbeinen an mit meinem Vater bis hin als Vater mit meinen eigenen Kindern. Ich gewährte mir 50 Minuten, um hochzukommen. Die einzige Vorgabe lautete, zu gehen und nicht zu rennen. Gut fünf Minuten, nachdem ich losgegangen war, schlugen die Glocken der beiden Kirchtürme im Dorf kurz hintereinander Viertel nach zehn. Auf der ersten Zwischenterrasse oberhalb des besiedelten Geländekessels angelangt, sagte mir der Wegweiser noch 40 Minuten bis zum Gipfel voraus. Meinem Gefühl nach war ich knapp zwanzig Minuten unterwegs.

Ich kannte die Pfade abseits der offiziellen Route, die mich auf direktem Weg hochführen würden. Steiler, schmaler, aber schneller. Ich vermochte den zügigen Schritt beizubehalten, und als ich mich meinem Ziel näherte, lauschte ich angestrengt in die Stille des Waldes hinein. Nichts. Hatten die Glocken bereits elf Uhr geschlagen?

Hatte ich sie überhört? Ich liess mich nicht beirren und stapfte weiter. Auf dem schmalen Felskopf angekommen, war ich ausser Atem, doch die Ruhe der Höhe entschädigte für die Anstrengung. Die Zivilisation lag schweigend zu meinen Füssen, die Distanz schluckte die Geräusche des Alltags. Ich lehnte mit der Schulter an das mehrere Meter messende Kreuz aus verzinktem Metall, verschränkte die Arme und blickte mit pochendem Herzen in die Weite der Siedlungen unter mir. Vier Schritte hätten genügt, und ich wäre den ewigen Weg gegangen, doch ich fühlte mich geborgen an dem Kreuz. Ob es an der Macht der Symbolik lag oder weil es mir den Halt bot, um in entspannter Körperhaltung durchzuschnaufen, konnte ich nicht feststellen. Einen Drang, mich von ihm wegzubewegen, nahm ich keinen wahr. Als ich mich auf den Abstieg machte, waren die Glocken noch immer nicht ertönt. Ob man sie überhaupt hören konnte so weit oben? Nach der dritten Spitzkehre, die der schmale Pfad vollzog, erklangen gedämpft durch die Entfernung elf Glockenschläge. Es war wie ein Signal. Das Signal, dass ich bereit war, den langen Weg zurück zu gehen. Den langen Weg zurück ins Leben.

Christine hatte verstanden

Jahreswechsel

Meine erstarkte Energie erfreute mich. Sie reichte jedoch nicht aus, um Einfluss auf mein Verhalten zu nehmen. Es war wiederum Christine, die meine abweisende, zuweilen gar ablehnende Art am unmittelbarsten zu spüren bekam. Die Tage, die sie vor dem Jahresende bei mir blieb, lebte ich an ihr vorbei. Sie wollte mir beistehen, ich in Ruhe gelassen werden. Sie wollte mir Nähe geben, ich ging auf Distanz. Legte sie sich abends schlafen, blieb ich auf. Stand sie morgens auf, blieb ich liegen. Kam sie ins Bett zurück, stand ich auf. Setzte sie sich zu mir auf die Couch, verzog ich mich an den Esstisch oder ins Büro. An Silvester wurde es ihr zu viel. Sie konfrontierte mich mit meinem unmöglichen Benehmen, was ich ihr übel nahm. Unfähig zu einem Gespräch ergriff ich die Flucht. In den Wald, wo ich Abstand finden würde. Im Eingang stehend hörte ich Christine sagen, sie werde nicht mehr da sein, wenn ich retour käme. Ich zog die Türe wortlos hinter mir zu und ging los. Wollte sie mich prüfen? Ob ich tatsächlich ginge? Und woher wollte sie wissen, ob ich zurückkommen würde? Und sie? Würde sie verschwinden? Einfach so?

Die Fragen bekümmerten mich nicht. Ich marschierte festen Schrittes dem Wald entgegen. Nach einer Stunde hatte ich mich in die Ruhe gelaufen, und über den Umweg durch eine Seitenstrasse kehrte ich zum Haus zurück. Um festzustellen, dass ihr Auto nicht mehr auf dem Parkplatz stand. Sie war nach Hause gefahren. Da hatte sie vor wenigen Tagen davon geschwafelt, froh zu sein, mich bei sich zu wissen. Kaum waren wir zusammen, hielt sie mich nicht mehr aus. Ich hätte laut herausschreien können, so tief bohrte sich der Schmerz in mich hinein. Nicht weil Christine weg war, das war mir egal. Es tat weh, weil sie mich nicht verstand. Niemand konnte mich verstehen. Und wer es doch versuchte, der scheiterte jämmerlich. War ich tatsächlich gemacht für dieses Leben, in das ich zurückwollte?

Ich verbrannte die Zettel, auf denen Christine mir eine Nachricht hinterlassen hatte, in der Küchenspüle ohne sie zu lesen. Ihre Botschaft war unmissverständlich, ich brauchte keine weiteren, geschriebenen Erklärungen. Das glimmende Papier verfärbte sich schwarz und zerfiel zu Russ. Ich verstiess Christine innerlich und zog mich zurück. Vollständig. Ich kugelte mich ein wie ein Igel und stellte meine Stacheln. Niemand sollte mehr an mich herankommen, niemand mehr es wagen, mich aus der Abwehr herauszulocken. Mein grösster Stachel, um die Umwelt fernzuhalten, war das Mobiltelefon. Ich schaltete es aus und hatte dadurch die alleinige Gewalt über meine Erreichbarkeit. Und war endlich ungestört. Ich fing an, das Gefühl zu mögen. Der Zwang war weg, das Ding stets mit mir herumzutragen. Ich liess es irgendwo in der Wohnung liegen und begegnete ihm erst am folgenden Tag wieder. Ich ging hinaus in den Wald und bemerkte bis zu meiner Rückkehr nicht, dass das Gerät zu Hause geblieben war. Es war überflüssig geworden. Ich konnte nichts verpassen. Kein gehetzter, unruhiger Blick mehr auf den Bildschirm, um auf dem Laufenden zu bleiben. Über Ereignisse in der Welt, die ebensowenig von Bedeutung waren wie Informationen aus dem Bekanntenkreis.

Keine Anrufe, keine Kurzmeldungen und auch keine E-Mails. Alle wurden sie vom Gerät zurückgehalten. Solange wie es mir beliebte. Ich registrierte eine tiefe Befriedigung in mir.

Ausserhalb meiner Isolation kam der gleiche Ablauf wie am Sonntag vor Weihnachten in Gang. Christine, noch bevor sie die Hälfte der Strecke heimwärts hinter sich hatte, dachte darüber nach, zu wenden. «Es zeigte mir, was du für mich bedeutest», sollte sie mir, als sie einige Tage später tatsächlich wiederkam, gestehen. Schweren Herzens fuhr sie weiter. Zu Hause angekommen, machte sie sich Vorwürfe, als sie mich nicht erreichte. Zweifel, ob es richtig war, mich allein zu lassen, mischten sich mit der Ungewissheit, weshalb mein Mobiltelefon ausser Betrieb war. Die Angst stieg in ihr hoch, und sie kontaktierte meine Eltern. Kurz darauf standen sie vor meiner Türe. Es wurde ein heftiges Gespräch. Je stärker sie darauf drängten, dass ich mit ihnen gehen solle, umso bestimmter und unwirscher wies ich ihr Ansinnen zurück. Nach einigen eruptiven Wortwechseln und dem Satz «ihr könnt mich nicht zwingen, verdammt noch mal», den ich ihnen furios entgegen warf, mussten sie die Aussichtslosigkeit ihrer Bemühung einsehen. Enttäuscht zogen sie von dannen. Es fehlte nicht viel, und ich hätte in meiner Wut die Türe hinter ihnen ins Schloss geworfen.

Meine Eltern zeigten sich hartnäckiger, als ich es ihnen zugetraut hätte. Am nächsten Tag erschienen sie zweimal. Das Ergebnis blieb das gleiche. Ich wollte nicht mit und ich ging nicht mit! Am übernächsten Tag änderten sie die Taktik. Ihre Frage lautete nicht mehr,

ob ich zu ihnen einen Kaffee trinken gehe, sondern ob sie bei mir einen bekommen könnten. Ich war überrumpelt und liess sie herein. Im Verlauf des nur wenige Sätze umfassenden Gesprächs fragte meine Mutter, ob ich wolle, dass Christine mich abends besuchte. Ich reagierte impulsiv: «Sie muss selber entscheiden, ob sie kommen will. Mir ist es wurst!»
«Sie will wissen, ob du sie sehen willst», fasste meine Mutter nach.
«Ich sagte doch, es ist mir egal.»

Es war kurz nach 19 Uhr an diesem Tag, als die Türglocke schrillte. Christine hatte es nicht lassen können. «Deine Mutter sagte mir, du würdest mich gerne sehen», waren ihre Begrüssungsworte. Es hätte ein Missverständnis sein können, aber ich wusste, dass dem nicht so war. Die beiden Frauen hatten meine Aussage bewusst uminterpretiert. Wir hatten uns kaum etwas zu erzählen. Ich konnte nicht, und Christine hielt sich zurück, auch wenn es ihr schwerfiel. Sie fuhr am selben Abend zurück. Nachdem sie sich vergewissert hatte, dass ich den neu eingeschlagenen Weg nicht verlassen würde. Innert weniger Stunden legte sie 400 Kilometer zurück. Nur um zu sehen, wie es mir ging. Mir dämmerte, dass sie mich sehr wohl verstanden hatte.

Mit Kamelen durch die Wüste

Januar

«Sie müssen lernen, Geduld zu haben. Eine Genesung braucht Zeit, das geht nicht von heute auf morgen.»

Der Psychologe schaute mich mit eindringlichem Blick an. Geduld haben! Ich konnte es nicht mehr hören. Alle redeten mir ein, ich müsse Geduld haben und mir Zeit nehmen. Ich wollte zurück ins Leben und in die Gesellschaft. Und ich wollte, dass es vorwärtsging. Hatte ich mich einmal für etwas entschieden, war ich es gewohnt, die Umsetzung ohne Verzug anzugehen. Sich lange an etwas aufzuhalten oder aufgehalten zu werden, war nicht mein Ding. Es löste Unruhe in mir aus. Und nun wurde mir seit Wochen Geduld abverlangt. Die auf die Behandlung von Depressionen und Burnout spezialisierten Kliniken waren begehrt und führten teilweise lange Wartelisten. Fünf Wochen musste ich mich gedulden, ehe ich einen der raren Plätze einnehmen konnte. Es war eine lange Zeit. Eine Zeit ohne Aufgabe und Ziele, eine Zeit auch ohne festen Tagesablauf und Strukturen. Ich begann, mich überflüssig und unnütz zu fühlen. Zu alledem meldete sich auch noch das schlechte Gewissen. Während meine Arbeitskollegen sich weiterhin für das Projekt in Andermatt und dessen Reputation in die Riemen legten, sass ich zu Hause, ohne Sinn und Perspektive. Bekümmert dachte ich an Mirjam, die sich bereits vor Weihnachten ihrer Arbeit kaum hatte erwehren können. Jetzt erhielt sie meine Pendenzen auch noch über den Tisch geschoben.

«Sie müssen sich lösen. Lassen Sie Andermatt los, auch wenn es Ihnen schwerfällt. Nur wenn Sie es schaffen, die Arbeit auszublenden, hören Sie auf, sich unter Druck zu setzen. Dann finden Sie die Ruhe und die Kraft, die Sie brauchen, um gesund zu werden.»

Der Psychologe baute mir mit losen Gesprächen eine therapeutische Brücke über die fünf Wochen hinweg. Die Brücke ruhte auf Pfeilern aus Geduld und Gelassenheit.

«Ich gebe Ihnen meine Kamele mit auf den Weg», bot er mir an. Während ich ungläubig wartete, verschwand er im Nebenzimmer und kam mit einer schwarz-weissen Fotokopie wieder. Sie zeigte das Bild zweier Kamelfiguren. Darunter stand der Satz von Rafik Schami, dem syrisch-deutschen Schriftsteller: «Geduld und Humor sind Kamele, mit denen man die Wüste durchwandern kann.»

Dass die Kamele mich – zumindest in meiner Manteltasche – begleiteten, liess meine Unrast nicht verschwinden. Immerhin schaffte ich es allmählich, mein Schicksal anzunehmen. Ich konnte mir eingestehen, was ich getan hatte und woran ich litt. Konnte damit sein, dass meine Psyche kollabiert war unter der Last eines Lebens, das zu schwer geworden war, um es weiter tragen zu können. Aber warum war es dazu gekommen? Fehlten mir die nötige Härte und der Wille, um mich durch schwierige Lebensphasen durchzubeissen? War ich gescheitert? War ich gar ein Versager? Der Blick in die Sachliteratur beruhigte mich: «Depression ist eine Krankheit, die jeden Menschen treffen kann, unabhängig von Alter und Geschlecht.» Diesen oder ähnlich formulierte Sätze beinhaltete die Einleitung der meisten Ratgeber. Der Erleichterung zum Trotz verschwanden die kritischen Fragen nicht. Zu fest hatten sie sich in mein Gedächtnis eingegraben.

Auch wenn die Gewissensbisse und Verunsicherungen gegenwärtig blieben, half mir die Zeit zu Hause, mich zu erholen. Meine körperliche Verfassung und der Wille zum Leben wurden stärker und gebaren gar den Gedanken, anstatt eine Rehabilitation zu absolvieren an den Arbeitsplatz zurückzukehren. Zweifel an der Dauerhaftigkeit dieser Gefühlslage und die Ungewissheit, ob ich ohne therapeutische Unterstützung in der Lage wäre, Stress- und Drucksituationen zu meistern, überzeugten mich, den Gedanken fallen zu lassen und meine Koffer für den Klinikaufenthalt zu packen. Es sei keine Seltenheit, dass depressive Patienten in Phasen von Hochstimmung ihre Leistungsfähigkeit heillos überschätzten, liess mich der Psychologe wissen. Ich hatte nicht die geringste Lust, unvorbereitet und ungeschützt in die nächste Krise zu schlittern, die so sicher kommen würde wie die steile Abfahrt einer Achterbahn nach der langsamen, im Weitwinkel ansteigenden Rampe.

Zu meiner Beruhigung gelang es mir auch, meine Kontaktphobie weit gehend zu überwinden. Es machte mir nichts mehr aus, zwei Stunden lang in einer Menge von über 4000 Menschen zu stehen und ein Eishockey-Spiel zu verfolgen. Abgesehen davon, dass ich dauernd kalte Füsse bekam in den eisigen Temperaturen Ende Januar. Auch mit Bekannten, die ich zufällig auf der Strasse traf, war ich wieder in der Lage, eine einigermassen gepflegte Konversation zu führen. Auf meinen Märschen durch den Wald und über die Wiesen wich ich den Leuten nicht mehr aus und setzte meinen Weg unbeirrt fort. Ihnen mit einer Grussformel zu begegnen, fühlte sich wieder als normaler Vorgang zwischenmenschlicher Kommunikation an und verlangte mir keine grosse Überwindung mehr ab. Ich spürte, dass es aufwärts ging, wenn auch zaghaft. Christine bestätigte mich und meinte, sie sehe in mir langsam jenen Mann wieder, den sie vor gut einem Jahr kennen gelernt habe.

Am Tag vor meiner Abreise wurde meine Belastungsfähigkeit ohne Vorwarnung auf die Probe gestellt. Das Erlebnis durchfuhr meinen Körper mit einer Intensität und Gewalt, als hätte in unmittelbarer Nähe ein Blitz in die Erde eingeschlagen. Die Hausverwalterin, Frau Stegmeier, rief mich an und liess mich wissen, dass mein auf dem Parkplatz abgestelltes Auto im Weg sei. Etwas verwundert fragte ich sie nach dem Grund. «Wissen Sie, wir müssen den Baum fällen. Der Nachbar hat deswegen schon lange ein Gschtürm gemacht. Es geht nicht mehr anders. Sonst kriegen wir wirklich Ärger mit ihm.»

Schade um den Baum, dachte ich. Er hatte im Sommer tüchtig für Schatten auf dem Parkplatz gesorgt und im Winter den Autoscheiben einen, wenn auch der fehlenden Blätter wegen reduzierten Schutz vor dem Frost geboten. Ich nahm an, dass die Unmengen Blätter, die die Blutbuche jeden Spätherbst ohne Rücksicht auf die Grundstücksgrenze zu Boden segeln liess, das Missfallen des benachbarten Hausbesitzers ausgelöst hatte. Ob so einer Beeinträchtigung ihres Eigentums waren sonst freundliche und fromme Leute in ihrer Verbissenheit manchmal nicht mehr wiederzuerkennen. Da der Baum nicht nur an das benachbarte Grundstück, sondern auch an unseren Parkplatz grenzte, mussten die Autos vorübergehend umplatziert werden. Ich sagte Frau Stegmeier zu, meinen Wagen einige Tage auswärts zu geben. Sie war zufrieden und meinte beiläufig, es gebe noch ein Problem mit dem Auto von Herrn Huber.

Meinrad Huber wohnte über mir. Ich schätzte ihn auf etwa Mitte fünfzig. Wir hatten nie Schwierigkeiten miteinander gehabt, was nicht verwunderte, denn wir sahen uns kaum. Meinrad lebte zurückgezogen, und ich kam meist spät nach Hause. Es war eigenartig. Da lebten wir wenige Meter auseinander, und alles, was ich von ihm mitbekam, waren seine Schritte auf der anderen Seite der Decke. Oft hörte ich tagelang kein Geräusch über mir. Ich war mir jeweils nicht sicher, ob Meinrad zu Hause war oder sich in der Stille am wohlsten fühlte und deshalb kein Ton zu mir nach unten drang. Keine halbe Stunde, bevor ich den Anruf von Frau Stegmeier erhielt, hörte ich wieder Schritte einen Stock höher, nachdem es zuvor tagelang vollkommen ruhig gewesen war. Etwas war anders als sonst. Die Schritte waren lauter, und sie kamen von mehr als einer Person. Auf dem Parkplatz standen zwei mir unbekannte Autos. Meinrad hätte Besuch haben können. Aber erstens kam praktisch nie jemand zu ihm, und zweitens tönten die Schritte nach hektischer Betriebsamkeit, so als würden ihre Besitzer etwas suchen oder zusammentragen. Nach kurzer Zeit hatten die Geräusche aufgehört, die Autos waren weg und über mir herrschte wieder die gewohnte Stille. Das

Ganze kam mir seltsam vor. War Meinrad etwas zugestossen? Mehr aus dem Reflex heraus als von der Neugier getrieben fragte ich Frau Stegmeier, welches Problem es denn mit dem Auto gebe. «Na, wir können es nicht wegbewegen. Wir haben keinen Schlüssel, und Herr Huber kann nicht mehr Auto fahren. Er hat sich umgebracht. Vorgestern ist er in den Fluss gegangen.»

Ich liess mich auf das Sofa fallen. «Das darf doch nicht wahr sein!» war alles, was ich im ersten Moment herausbrachte. Hatte ich eine Vorahnung gehabt? Hatte ich gespürt, was meines Nachbars Schicksal geworden war? Ich sass wie paralysiert da und spürte eine tief gehende Traurigkeit darüber, dass dieser Mensch nicht mehr war. Ein Mensch, den ich gekannt hatte, wenn auch nur flüchtig. Von dem ich nicht mehr wusste, als dass er allein gelebt hatte. Womit hatte er seinen Alltag bestritten, was hatte er gerne gehabt? Was war ihm am Herzen gelegen, was hatte ihn glücklich, was traurig gemacht? Ich würde es nie erfahren.

«Leider ist es wahr», entgegnete die Verwalterin. Sie tönte abgeklärt. Ob sie anders geklungen hätte mit dem Wissen, dass das gleiche Schicksal knapp zwei Monate zuvor in ihrem Haus beinahe «wahr» geworden wäre?

Ich nahm die Nachricht von Meinrads Tod weniger gefasst auf wie sie. Sein Los beschäftigte mich. Wie konnte jemand so verzweifelt sein, dass er nicht mehr leben wollte! Ich war richtiggehend bestürzt ob der Tat. Kaum gedacht, wurde mir die Bedeutung meiner

Überlegung bewusst. Ich erschrak. Ich hatte soeben aus der Position eines Aussenstehenden ein Urteil über mich selbst gefällt. Über mein eigenes Tun und Handeln. Die Reaktion zeigte mir, dass die Ereignisse vor Weihnachten für mich in einer fernen Vergangenheit lagen – auch wenn inzwischen nicht einmal zwei Monate verstrichen waren. Meine alte Freundin war mir seither fern geblieben, wohl weil sie wusste, dass ich nichts mehr von ihr wissen wollte und sie auf direktem Weg zum Teufel schicken würde, sollte sie es wagen, sich noch einmal an mich heranzumachen. Die Absicht, weiterzuleben war abgelöst worden durch den Willen, mein Leben in die eigenen Hände zu nehmen, es zu gestalten und wieder mit Sinn und Freude auszufüllen. Ich musste nur noch lernen wie.

Moderate Bewegung

Februar

Es war ein kalter Februarmorgen, an dem ich als einziger Passagier in Gais aus dem Zug stieg. In der gleichnamigen Klinik im Kanton Appenzell Ausserrhoden würde ich die nächsten Wochen verbringen. Wochen, von denen ich mir Perspektiven für den weiteren Lebensweg erhoffte, den Mut, einen Weg zu wählen und die Kraft und Ausdauer, diesen zu begehen. So zumindest hatte ich meine Erwartungen auf dem Fragebogen formuliert, der mir von der Klinik vorab zum Ausfüllen geschickt worden war.

Ich überquerte die zwei Geleise der Appenzeller Bahnen und war im tiefsten Winter angekommen. Die Schneemauern beidseits der Strassen waren hüfthoch, und am Rand von Plätzen türmten sich die weissen Haufen wie Miniaturberge. Auf dem schneebedeckten Platz neben dem Bahnhof stand eine Dame vorgerückten Alters neben ihrem roten Kleintaxi. Ich bemerkte, wie sie mich musterte. Nicht wie ein Taxichauffeur. Weder gelangweilt noch gleichgültig. Vielmehr offen und interessiert. Uns beiden wurde sofort klar, dass ich ihr Kunde und sie meine Fahrgelegenheit war, die die Klinik für mich bestellt hatte. Die Fahrt führte über eine Nebenstrasse, vorbei an traditionellen Appenzeller Kreuzfirsthäusern und Fachwerkbauten, zwischen die sich einzelne charakterbefreite Wohnklötzchen aus dem Agglomerationsgürtel des Mittellandes eingeschlichen hatten. Die Tradition hatte hier der Moderne bisher erfolgreich getrotzt. Warum ich meine Chauffeurin nicht als typische Angehörige des

Taxigewerbes erkannt hatte, erklärte sie mir, kurz bevor wir das Ziel erreichten. Die Frau arbeitete nur nebenamtlich hinter dem Steuer. Ihr Chef, obwohl pensioniert, hielt den Betrieb aufrecht, um das Angebot eines fahrplanunabhängigen Transportangebotes im abgelegenen Dorf so lange es ging sicherzustellen.

Am Fuss des Geländekessels ausserhalb des Ortes tauchte zur linken Seite die Klinik auf. Der klotzige, sechsgeschossige Haupttrakt in der Mitte wirkte mit seiner Betonfassade und den Fensterelementen im Braun oxidierten Kupfers wie die Niederlassung einer Bank oder Versicherung in einer durchschnittlichen Schweizer Kleinstadt. Da hatte die Tradition offensichtlich kapitulieren müssen. Der Hauptteil wurde rechts von zwei Gebäuden flankiert, die an eine Fabrik aus der wirtschaftlichen Hochblüte der Sechzigerjahre erinnerten. Linkerhand schloss sich ein länglicher, zweigeschossiger Flachdachbau mit viel Glas und fuchsfarbenen Metalleinsätzen an, wie er seit den Siebzigerjahren in Ferienprospekten für Destinationen im deutschsprachigen Alpenraum dutzendfach zu finden war. In diesem Komplex, der als Flickwerk und architektonischer Schmelztiegel ein halbes Jahrhundert widerspiegelte, würde ich versuchen, in die Gesellschaft zurückzufinden.

Ich war einer von rund 150 Patienten. Die eine Hälfte war in der Folge kardiologischer Eingriffe hier, die andere wegen psychosomatischer Befunde. Dass die beiden auf den ersten Blick so unterschiedlichen Krankheitsbilder unter einem Dach behandelt werden, erstaunt nicht, wenn man weiss, dass es für sie ein gemeinsames

Heilmittel gibt: moderate Bewegung. Leichte sportliche Betätigung durchlüftet das Gehirn und hebt die Stimmung, stärkt die Widerstandskraft des Herzens und hält den Organismus in Schwung. Ein aktiver Körper geht meist Hand in Hand mit einem vitalen Geist, wie die Medizin bald einmal herausgefunden hatte, als in den zusehends leistungsdefinierten Gesellschaften der Industriestaaten Krankheiten an Herz und Psyche zuzunehmen begannen. Auf dieser simplen, aber einleuchtenden Erkenntnis aufbauend, bildete Bewegung das Herzstück der Rehabilitation. Sie bestand aus einer Mischung von Ausdauer, Kraft und Koordination, jenen drei Elementen, die zusammengenommen die Kondition eines Menschen bestimmen. Enthalten waren so unterschiedliche Disziplinen wie Wandern, Schneeschuh-Laufen, Nordic Walking, Ergometer-Training, Schwimmen, Krafttraining, Gymnastik auf Hallenboden und im Wasser sowie Morgenturnen.

Ich hatte mit den meisten Trainingsformen keine Mühe. Gymnastik jedoch war noch nie mein Sport gewesen. Vor allem, weil es mit meinen koordinativen Fähigkeiten nicht weit her ist. Aber ich riss mich zusammen und absolvierte die wöchentlich zwei bis drei Lektionen, so gut meine zwei linken Füsse und meine gezügelte Begeisterung es zuliessen. Die sportliche Diversität zeigte bald einmal Wirkung. Ich war verblüfft, als ich realisierte, wie mein Körpergefühl zu mir zurückkehrte. Langsam, stetig und beständig. Nach einem Training spürte ich meine verschiedenen, auf die Körperpartien verteilten Muskeln. Nicht weil die Einheit zu hart war oder ich mich übernommen hatte. Die Belastungen waren allesamt leicht bis mittel und nicht auf die Leistungsgrenze ausgerichtet. Der Organismus sollte stimuliert und nicht strapaziert werden. Strapazen hatte ich in den vergangenen Jahren mehr als genug gehabt. Meine Muskeln fühlten sich nicht schlapp an, auch wenn sie einmal einen veritablen Kater aus einer Lektion mitnahmen. So wie im Anschluss an die erste Tageswanderung. Sie hatte uns in knapp vier Stunden fünfzehn Kilometer durch die verschneite Landschaft und abschnittweise über Saumpfade geführt, in denen als einzige Spur die knöcheltiefen Trittlöcher vorangegangener Wanderer vorhanden waren. Meine Bein- und Gesässmuskeln liessen mich bis am übernächsten Tag spüren, dass sie in ungewohnter Weise bewegt worden waren. Es war kein Zeichen von Krampf oder Überanstrengung. Die Muskeln fühlten sich angenehm ermüdet an. Sie signalisierten mir Wohlbefinden und Zufriedenheit über die erbrachte Leistung, ebenso wie Vorfreude auf die nächste Wiederholung. Eine Wiederholung, so die Botschaft, auf die sie wenn immer möglich nicht zu lange warten mochten.

Es brauchte keine verrückten Verrenkungen oder intensiven Beanspruchungen. Eine Treppe hochzusteigen genügte, um meinen Körper wahrzunehmen. Die Zehen und die Fussballen drückten sich gegen den Boden, die Ferse hob sich, die Waden spannten sich und das Knie des anderen Beins machte eine Beugung, der Vorderfuss setzte eine Stufe höher ab, derweil der Arm der anderen Körperseite mitgeschwungen hatte. Der Ablauf wiederholte sich je neunmal vor und nach dem Zwischenboden auf das nächste Stockwerk und vier weitere Male bis hinauf zur richtigen Etage. Ich hörte meine

Atmung, die beschleunigt, aber regelmässig erfolgte, und ich fühlte, dass mein Herz mit erhöhter Kadenz und spürbar bis in die äusseren Bereiche des Brustkorbes pochte. Ein erfrischendes Gefühl. Ich war verblüfft. Der Weg von der Etage mit den zentralen Infrastrukturen wie Kantine, Aufenthaltsraum, Untersuchungszimmern und Sekretariat hoch zum Stockwerk, auf dem ich mein Zimmer hatte, brachte mir meinen Körper auf eine ungewohnte Weise näher. Es war beglückend, ein neues Bewusstsein für meinen Organismus erlangt zu haben. Doch nicht nur das. Nach nur wenigen Tagen waren meine Verspannungen und schmerzenden Muskelknoten im Bereich der Schulterblätter verschwunden. Sie hatten mich seit Jahren in regelmässigen Abständen gequält, mal für Tage, mal während Wochen. Ich war überzeugt: Ein halbes Dutzend Behandlungen bei einem Physiotherapeuten hätte nicht die gleich erfolgreiche Wirkung gehabt.

Die Erfahrung machte mich allerdings auch zerknirscht. Ich war ein Mensch der Bewegung. Ich kannte meine Werte und meine Grenzen bei variierenden sportlichen Belastungen aus jahrelanger Praxis ausgezeichnet. Ich konnte eine Aktivität problemlos dosieren und mein Einsatz der Tagesform anpassen. Wenn es mir mal nicht lief, staffelte ich die Intensität zurück, ohne dass ich nachher den Eindruck hatte, das Training sei ungenügend oder gar unbefriedigend gewesen. Dennoch hatte mich die Routine nicht davor bewahrt, dass mir mein Körperbewusstsein abhanden gekommen war. Praktisch vollständig! Ausgerechnet mir, der stets Wert auf eine mehr als nur durchschnittliche Kondition gelegt hatte. Aber Bürostühle,

Autositze und Sofas, auf denen ich täglich die Stunden absass, haben keinen Erinnerungswert für den Organismus. Ich hatte verlernt, auch abseits des Sports auf meinen Körper zu achten und wachsam zu sein für die Signale, die er mir mitzuteilen hatte. Die Erkenntnis wandelte sich in mir zur Absicht, mit dem Wahrnehmungsradar vermehrt mein Innenleben abzutasten.

Trotz der Bereitschaft, besser auf meinen Körper zu hören, konnte ich mich nicht überwinden und alle Aktivitäten wie von den Fachleuten der Klinik gewünscht absolvieren. Es war das Morgenturnen, das ich regelmässig ausliess. Um genau zu sein, schwänzte ich es nach zwei missratenen Versuchen konsequent. Neunzig Minuten mit Walking-Stöcken zügigen Schrittes die Feldwege der Umgebung ablaufen oder bis zu fünf Stunden wandernd durch die voralpinen Hügel zu streifen – alles kein Problem. Unmittelbar, nachdem ich aufgestanden war, draussen auf dem Vorplatz bei acht Grad unter Null zwanzig Minuten lang Kniebeugen und Armschwingen zu vollführen – das hingegen war zu viel verlangt. «Mit dem Frühturnen wollen wir den Körper sanft wecken und die Gelenke alle durchbewegen», hatte der Leiter der Bewegungstruppe uns Patienten in der Theoriestunde zu Beginn des Aufenthaltes erklärt. Alles, was in mir geweckt wurde, war der Hunger. Ich entschied, auf meinen knurrenden Magen zu hören und auf die vorgeblichen Wohltaten für die Gelenke zu pfeifen. Fortan ging ich morgens direkt zum Frühstück.

Der Hund mit dem Frisbee

Mitte Februar

«Haben Sie gespürt, wie Sie atmen?» Die Frage von Herrn Bandli, meinem Psychotherapeuten in der Klinik, irritierte mich.

«Nein», gab ich kurz und knapp zur Antwort. Ich hatte ihm soeben dargelegt, wo ich die Gründe für meinen psychischen Kollaps vor Weihnachten sah. Wie sollte ich mich da auf meinen Atem konzentrieren können?

«Sie haben gepresst und nur noch oberflächlich geatmet, als Sie erzählten. Man muss aufpassen, dass man sich von Ihnen nicht anstecken lässt, wenn man Ihnen zuhört.»

Herr Bandli war zu Beginn seiner Vierziger. Ein gewinnender, aufgeschlossener Mann mit ausgezeichneten analytischen Fähigkeiten. Und jemand, der komplexe psychosomatische Vorgänge auf einfache, nachvollziehbare Art erklären konnte.

Herr Bandli stand auf und stellte sich vor die Wandtafel. Er zeichnete ein zweiachsiges Diagramm auf die schwarze Fläche. Parallel zur x-Achse setzte er zwei weitere Linien hin, eine gestrichelte im unteren Viertel der Hochachse, eine durchgezogene in der Nähe der Obergrenze des Diagramms. Er nahm eine rote Kreide, setzte sie beim Nullpunkt an und zog eine Fieberkurve, die über die gestrichelte Querlinie hinausragte, danach aber wieder bis auf die x-Achse absank. Eine zweite Kurve reichte etwas weiter nach oben und führte von dort nach unterhalb der gestrichelten Linie, jedoch nicht mehr bis auf die Querachse hinab. Eine dritte Kurve schliesslich schoss steil in die Höhe und über die obere, ausgezogene Linie hinaus, ehe sie zu sinken begann, aber auf der Höhe der gestrichelten Linie und somit deutlich über dem Niveau des Nullpunktes zum Stillstand kam.

Es folgte die Erklärung des Therapeuten. Er griff dafür auf einen Vergleich mit einem Hund zurück: «Stellen Sie sich vor, Sie liegen in einer Hängematte. Sie sind völlig entspannt und hängen Ihren Gedanken nach. Plötzlich hören Sie in der Nähe einen Hund bellen. Sie richten sich auf und sehen, dass das Tier mit einem Frisbee spielt. Ihre Aufmerksamkeit geht augenblicklich vom Hund weg und Sie machen es sich wieder in der Hängematte gemütlich.» Er zeigte auf die erste Kurve.

«Gehen wir mal davon aus, dass der Hund den Frisbee fallen lässt und wie ein Pfeil auf Sie zu rennt. Gerade, als Sie sich darauf einstellen, dass er Sie angreifen könnte, dreht er leicht ab und läuft an Ihnen vorbei zu der Person, die ihm den Frisbee zugeworfen hat. Sie atmen einmal tief durch und sinken in die Hängematte zurück. Auch wenn offensichtlich keine Gefahr für Sie bestanden hat, brauchen Sie länger, bis Sie sich ganz beruhigt haben.» Der Zeigfinger seiner rechten Hand wies auf die zweite Kurve hin.

«Wenn wir nun annehmen, dass der Hund nicht zu der Person rennt, sondern weiter auf Sie zustürmt und die Zähne fletscht, dann müssen Sie davon ausgehen, dass er Sie anfallen wird. Sie stellen sich entweder auf einen Kampf ein oder versuchen wegzulaufen. In Sekundenbruchteilen baut Ihr Körper sein Abwehrdispositiv auf. Der Adrenalinpegel in Ihrem Blut schnellt in die Höhe, der Mechanismus zur Bereitstellung sämtlicher Energiereserven setzt ein. Es kommt zu einer Dissoziation, das heisst, Sie sind nicht mehr bei sich. Jetzt geht es ums Überleben. Ihr Bewusstsein wird wie vom Körper abgespalten, Ihre Bewegungen erfolgen unkontrolliert und unkoordiniert. In diesem Zustand fluten Endorphine ihr Gehirn und machen Sie weit gehend schmerzunempfindlich. Einen Biss des Hundes würden Sie anfänglich gar nicht bemerken, egal wie tief die Wunde wäre, die er Ihnen zufügen könnte. Dieser Mechanismus hat in der Evolution des Menschen eine wichtige Bedeutung gehabt, um sich gegen natürliche Feinde behaupten zu können.»

Herr Bandli tippte auf die dritte Kurve. «Selbst wenn der Hund im letzten Moment von seinem Herrchen zurückgepfiffen wird, sind Sie bis in die Haarspitzen gespannt und stehen unter einem enormen Stress. Bis sich Ihr Zustand wieder normalisiert, dauert es viel länger als in den ersten beiden Beispielen.»

Mein Therapeut hielt kurz inne. «Wenn ich Ihnen so zuhöre, haben Sie in den letzten Jahren in Ihrem Beruf immer wieder solche schweren Stresssituationen erlebt. Dadurch ist Ihre Anspannung immer langsamer und immer weniger tief gesunken. Am Schluss befindet sich Ihr Körper in einer Art Daueralarmzustand.» Sein Finger wechselte zum Ende der Kurve, das auf der Höhe der gestrichelten Linie lag.

«Sie können sich gar nicht mehr richtig erholen und abschalten, auch an Wochenenden oder in den Ferien nicht mehr. Sie sind immer und jederzeit kampfbereit. So zehren Sie fortwährend von Ihren Reserven, bis sie aufgebraucht sind. Dann benötigt es unter Umständen ein Ereignis mit einem für sich genommen relativ geringen Stresspotential, und Ihr Körper kippt aus der Bahn.»

Mir ging ein Licht auf. Ein helles, gleissendes Licht. Nicht nur wie von einer 15 Watt starken Birne. Es kam mir vor, als habe jemand in meinem Kopf eine 500-Watt-Lampe angezündet, die selbst den hintersten Winkel meines Grosshirns ausleuchtete. Es waren viele Hunde gewesen, die im Verlauf der Jahre bedrohlich auf mich zugerannt waren. Auf einmal erschienen sie mir als Höllenhunde, die ein schwarzer Schlund, der sich in der Erde aufgetan hatte, ausspuckte. Mit ihren drei Köpfen, einer Boa als Schwanz und einem flammenden Rückenfell aus züngelnden Vipern hetzten sie auf mich zu. Ihre sechs Augen trugen das Glühen des Feuers in sich, ihre Zähne trieften vor Blut, und die mächtigen Pfoten rauchten wie angesengte Streichhölzer. Grässliche, bedrohliche, erbarmungslose Kreaturen, die Tod, Verwüstung und Leid über Menschen gebracht hatten. Menschen, die unschuldig, machtlos und zufällig ins Verderben gestürzt waren. Nur weil sie zum falschen Zeitpunkt im falschen Flugzeug gesessen hatten.

Sie schwebten an mir vorbei, die Opfer des Absturzes einer Maschine der Crossair im November 2001, damals die zweitgrösste Schweizer Fluggesellschaft, des Zusammenstosses einer Frachtmaschine und eines hauptsächlich mit Kindern besetzten Passagierflugzeuges bei Überlingen im Sommer 2002, des Unglücks mit einem deutschen Kampfjet, der 2007 auf einem Trainingsflug in eine Felswand im Lauterbrunnental gedonnert war. Ihnen folgten die Geschädigten des Konkurses der Swissair, deren Flieger am 2. Oktober 2001 am Boden geblieben waren und als Sinnbild eines gescheiterten Geschäftsmodells das Selbstverständnis eines auf seine Wirtschaftskraft so stolzen Landes durchgeschüttelt hatten. Die Fortsetzung bildeten Zehntausende von Passagieren, die im April 2010 tagelang ihres Fluges hatten harren müssen, weil die Maschinen in ganz Europa von einer Aschewolke, die ein zuvor unbekannter Vulkan auf Island ausgespien hatte, daran gehindert worden waren, in den Himmel zu steigen. Ihnen allen auf den Fersen war die Meute der Journalisten auf ihrer Jagd nach Details, Hintergründen, Zusammenhängen, Gerüchten, Spekulationen. Sie suchten begierig nach Schuldigen, die vor der Kamera, mit dem Mikrophon und in den Spalten von Zeitungen und Internetpublikationen an den Pranger gestellt werden konnten. Den Schluss bildeten die Politiker, die wegen der ökonomischen Schmach und den verflogenen Milliarden in inquisitorischer Manier nach Untersuchungskommissionen und Köpferollen in der Verwaltung riefen und sich darin gefielen, als selbst deklarierte Luftfahrtexperten Ratschläge in alle Himmelsrichtungen zu erteilen. Als das Defilee der Gepeinigten, Geschundenen und Gierenden vorüber war, hatten mich die Höllenhunde beinahe erreicht. Sie setzten zum Sprung an, um mich zu zerfleischen. Ich riss die Arme hoch und hielt sie vor meinen Kopf, wenn auch mit so gut wie keiner Hoffnung, die Bestien abwehren zu können. Kaum hatten sie vom Boden abgehoben, wurden sie von einem unsichtbaren Loch in der Luft geschluckt und verschwanden dorthin, wo ihr Herr und Meister sie losgelassen hatte.

All die Katastrophen und Krisen, die während meiner Zeit als Sprecher der Luftfahrtbehörde über mich hergefallen waren, hatten meinen Grundpegel an Stress, Kampfbereitschaft und Abwehrreflex nach oben gedrückt. Ein Pegel, der vor Weihnachten durch die angespannte berufliche Situation in Altdorf erneut dramatisch hochgeschnellt war. Dennoch hatte ich dessen Gefährlichkeit nicht realisiert. Einem Patienten gleich, der mangels Wissen, dass er an Bluthochdruck leidet, munter weiter zwei Päckchen Zigaretten im Tag raucht. Bis die beiden Risikofaktoren gemeinsame Sache machen und den Kreislauf so aus dem Fluss bringen, dass das Gehirn nicht mehr ausreichend durchblutet wird. Es kommt zu einem Schlaganfall. In meinem Fall versetzte der Stresshochdruck nicht dem Gehirn einen somatischen Schlag, sondern er warf die Psyche über den Haufen. Als ich das Besprechungszimmer von Herrn Bandli nach einer Stunde verliess, spürte ich in der Magengegend eine eigenartige Anspannung. Es war ein unangenehmes Gefühl.

Ein Gefühl der Leichtigkeit

Ende Februar

Entspannung. Bewusste, tiefe Entspannung, lautete der Zauberbegriff. Ich sollte lernen, meinen Körper gehen zu lassen bis zu jenem Punkt, an dem jede noch so geringe Anspannung aus ihm gewichen war. An dem die vollkommene Ruhe und das Gleichgewicht zwischen Körper und Geist erreicht war. Erst dann, liess mich die Bewegungstherapeutin zu Beginn meiner ersten Entspannungslektion wissen, sei ich in der Lage, abzuschalten und mich zu regenerieren. Eine verdammt schwere Aufgabe, denn ich hatte mich bis anhin immer schwer getan mit gezielten Versuchen und Übungen zum Entspannen.

Als in Lehre und Praxis seit Jahrhunderten bewährte Methode allenthalben angepriesen und manchenorts hoch gelobt wird die Meditation. Ratgeber und Anleitungen für die unterschiedlichsten Formen füllen in den Buchhandlungen ganze Regalreihen. Ob passiv wie die kontemplative oder Ruhemeditation, ob aktive Formen wie Yoga, ob in der westlichen Tradition verankert oder aus fernöstlichen Kulturen angenommen und adaptiert – die Vielfalt ist ebenso verwirrend wie kaum überschaubar. Woher die Schule auch immer kam und welche Techniken sie beinhalten mochte, es waren das spirituelle Erbe und meine tiefe Verwurzelung in Realität und Rationalität, die mir bewusstseinserweiternde Praktiken seit jeher als suspekt erscheinen liessen.

Ich suchte weder die Erleuchtung durch eine göttliche Macht, noch strebte ich nach einer Sammlung des Geistes. Und auf die Erfahrung von transzendentalen Phänomenen verzichtete ich nach den Erlebnissen in jener Nacht, als ich mich mit meiner alten Freundin auf den letzten Weg gemacht hatte, liebend gerne. Ich zog es vor, einen klaren Kopf zu behalten, um bewusst spüren, denken und entscheiden zu können. Gegen die Vorstellung, in mein Inneres versinken zu müssen, sträubte sich genau dieses Innere vehement. In mich hineinzuhorchen war mir unheimlich und unwägbar zugleich. Mir wollte nicht in den Kopf, wie ich unter Aufbietung von wie viel Konzentration auch immer meine linke Herzklappe spüren können sollte. Über die entsprechende Frage des Persönlichkeitsbogens, den alle Patienten auszufüllen hatten, musste ich nicht einmal nachdenken, ehe ich beim Kästchen mit dem Nein das Kreuz setzte. Von Herrn Bandli sollte ich später erfahren, dass unter anderen auch diese Frage dazu diente, herauszufinden, ob bei einem Patienten eine tiefer reichende psychische Störung vorliegt.

Um nicht missverstanden zu werden: Ich habe absolut nichts gegen meditative Techniken. Auch bezweifle ich nicht, dass sie anderen Leuten zu helfen vermögen, ihren Gemütszustand zu verbessern oder ein Leiden zu lindern. Bei mir funktionieren sie einfach nicht.

Als hätten sie mein Widerstreben vorausgesehen, teilten die Verantwortlichen der Klinik mir eine andere Entspannungsform zu: die progressive Muskelrelaxation. Ein Monstrum von einem Wort, über das die Zunge geradezu stolpern musste. Ich ersetzte es im täglichen

Gebrauch, dem Verhaspeln vorbeugend, durch die Abkürzung PMR. Die Technik geht auf den amerikanischen Arzt Edmund Jacobson zurück, der in den Dreissigerjahren des vergangenen Jahrhunderts die These zu vertreten begann, dass sich ein Körper erst dann richtig entspannen kann, wenn seine Muskeln vorgängig kurz, aber intensiv angespannt werden. Während die Mechanik aus dem Wechsel zwischen Anspannung und Entspannung verschiedener Muskelpartien besteht, wird die Konzentration auf die Empfindungen gerichtet, die mit den beiden diametralen Zuständen zusammenhängen.

Wir Patienten lagen bequem auf dem Rücken. Die einen richteten sich mit Kissen und Knierollen gemütlich ein, andere waren unter einer Wolldecke verschwunden und sahen aus, als seien sie zu Bett gegangen (und das morgens um neun Uhr zu Beginn des ersten Tagesprogrammpunktes).

«Wir sind doch nicht zum Schlafen hier», dachte ich mir, nahm eine der dünnen Schaumstoffmatten als Unterlage und stopfte ein vierfach zusammengelegtes Badetuch unter meinen Kopf. Die auf einem Stuhl sitzende Bewegungstherapeutin leitete die Übung mit der Aufforderung ein, die Hände auf den Bauch zu legen und die eigene Atmung zu spüren. «Ihr Atem strömt durch die Nase über den Rachen bis hinunter in die Lungenflügel. Fühlen und geniessen Sie, wie sich Ihr Brustkorb auf- und abbewegt.»

Als nächstes sollten wir Gedanken, die wir hatten, nicht egoistisch behalten, sondern sie ziehen lassen. «Stellen Sie sich vor,

Ihre Gedanken seien Wolken am Himmel, die sich nun langsam von Ihnen wegbewegen.»

Dadurch, liess uns die Betreuerin wissen, würde die Wahrnehmung für die differenten Spannungen gesteigert. Vor allem aber sollten wir uns nicht von Geräuschen ablenken lassen, schob sie nach. «Nehmen Sie zur Kenntnis, was Sie hören, aber beschäftigen Sie sich nicht damit. Dadurch bleiben Sie in Ihrer Konzentration ungestört.»

Es folgte das Wechselspiel zwischen An- und Entspannung. Den Anfang machten die Hände, die für zehn Sekunden zu Fäusten zu ballen waren, ehe sie wieder geöffnet wurden und sich lockern sollten. Als nächstes waren die Oberarme an der Reihe und anschliessend das Gesicht, das in alle vorhandenen Falten gelegt und zu den wüstesten Grimassen verzogen werden sollte. Bloss gut, dass an der Decke kein Spiegel hing! Dann ging es weiter körperabwärts, von den Schultern über den Rücken, den Bauch und den Hintern zu den Beinen, und am Schluss kamen die Füsse an die Reihe. Die Therapeutin kündigte jeden Körperteil an, erklärte, wie er anzuspannen und wann er wieder loszulassen war und forderte uns auf, den Unterschied zu fühlen. Und immerzu bei der Übung bleiben und nicht abschweifen!

Soweit zur Theorie. In der praktischen Anwendung konnte ich mich noch so bemühen, meine Gedanken zu verscheuchen. Sie wollten partout nicht wegbleiben und schlichen sich stets aufs Neue wieder an. Mal trugen sie die Klavierakkorde der dezent im Hintergrund laufenden Musik zu mir, mal hängten sie mir den Akzent der Betreuerin an die Ohren, der kein lupenrein ostschweizerischer war. Trotz genauem Hinhören vermochte ich ihn geografisch nicht einzuordnen. Die Frau hatte einen hellen und angenehm modulierten Klang in ihrer Stimme.

«Fühlen Sie, wie sich die Muskeln lockern und lassen Sie noch mehr los», wies sie uns nach jeder Anspannung an.

Dass sich die Spannung löste, merkte ich wohl. Aber noch mehr loslassen als loszulassen, das brachte ich nicht fertig. Das war für mich wie bei einem Lichtschalter mit Dimmer. Wenn er an ist, variiert die Leuchtkraft der Lampe je eingesetzter Energie, aber wenn er aus ist, ist er aus. Fertig. Eine abgeschaltete Lampe kann nicht noch mehr gelöscht werden, der Strom hat aufgehört zu fliessen.

«Spüren Sie nun für einige Momente, wie Ihr Körper vollständig entspannt ist und kosten Sie den Zustand vollkommener Ruhe aus», ermunterte uns die Betreuerin zum Ende der gut halbstündigen Übung. Ich fühlte nichts. Einzig mein Magen gab mir mit einem Grummeln zu verstehen, dass ihm wohl war. «Immerhin etwas», seufzte ich in mich hinein.

«Machen Sie sich keine Gedanken, wenn es nicht geklappt hat», versuchte uns die Frau mit ihrer hellen Stimme zu beruhigen. «Sie brauchen noch etwas Übung, bis die Technik ihre Wirkung entfaltet.»

Ich machte mir keine Gedanken. Ich fand es lediglich schade, dass ich nicht besser auf die Methode ansprach, funktionierte sie doch nach einem einfachen und vor allem rational erklärbaren Prinzip: sich spannende Muskeln lassen, wenn die Anstrengung vorbei ist, im Streben nach Erholung so stark los, dass eine zuvor vorhandene Grundanspannung ebenfalls gelöst wird. In der Klinik machte man sich keine Sorgen. Man setzte auf das, woran es mir unverändert mangelte: Geduld.

Dreimal die Woche hatte ich Gelegenheit – oder vom Therapieprogramm her betrachtet die Pflicht – mich in PMR zu versuchen. Auf einmal begann ich zu fühlen, wie einzelne meiner Muskeln nach einer Übung leichter wurden, als wäre das Gewicht eines langen Arbeitstages voller Anspannung von ihnen abgefallen. Zu meinem Erstaunen nahm ich den Effekt nach dem Magen zuerst im Gesicht wahr. Mir wurde bewusst, mit wie vielen Muskeln der Mensch gesegnet ist, damit er essen, sprechen, singen, küssen, aber auch seine Regungen und Gefühle in der Mimik zum Ausdruck bringen und sich dadurch um ein Vielfaches wirkungsvoller mitteilen kann als mit verbaler Kommunikation. Vom Gesicht breitete sich das Gefühl der Leichtigkeit allmählich in meinem Körper aus, bis es die Enden der Extremitäten erreicht hatte. Ich kam mir vor, als würde ich die Matte unter mir mit Hinterkopf, Schultern, Po, Oberschenkeln und Fersen nur noch knapp berühren. Es war eine erhebende Empfindung, die Kraft und Zuversicht in mich hineinspülte. Offensichtlich existierte selbst für mich ein Weg, um den steilen Gipfel der Entspannung zu erklimmen.

Der unsichtbare Gegner

Anfang März

Die moderate Bewegung, die mir die Klinik mit dem Kurprogramm verschrieb, sie reichte nicht weit. Gesamtheitlicher trainiert denn je, verlangte mein Körper bald nach mehr. Der sportliche Ehrgeiz war wieder erwacht. Eine gemütliche Wanderung über die Borde rund um das Dorf Gais war mir nicht genug, und innert zehn Tagen liess ich den Widerstand des Ergometers viermal heraufsetzen, damit die Herzfrequenz, die vom Personal während einer Trainingsphase peinlich genau überwacht wurde, nicht unter den für das Stehvermögen günstigen Bereich fiel. Der Wille zur Leistung begann durchzudrücken, der Drang nach der Belastungsgrenze wurde stärker und stärker. Ich dürstete nach der Belohnung für den physischen Kraftakt, wenn die euphorisierenden und Schmerz unterdrückenden Endorphine aus dem Hypothalamus ins Gehirn schossen und sich ein Gefühl umfassender Zufriedenheit in mir ausbreitete. Als ich merkte, wie der Ärger meinen Rücken hochkroch, wenn wir das Tempo auf einer Wanderung drosseln mussten, weil Leute in der Gruppe waren, die ein forscheres Tempo nicht mitzugehen vermochten, stellte mein Unterbewusstsein die Ampel auf Rot. Mehr Leistung hiess mehr Einsatz, mehr Anstrengung, aber nicht mehr Befriedigung. Für letztere brauchte es bedingt durch die Gewöhnung des Körpers an die Belastung noch mehr Leistung, Einsatz und Anstrengung.

•

Die Hatz nach der Bestätigung drohte sich zum Stressor für den Körper auszuwachsen und die Lust und die Freude an der Bewegung abzuwürgen. Was bliebe, wäre der Kampf gegen einen unsichtbaren Gegner: mich selber. Ein Gegner, der immer im Vorteil war, konnte er doch mit seiner Leistung das Mass vorgeben. Was wiederum den Druck auf mich erhöhte. Nur ein Sieg über meinen Widersacher würde mir die erstrebte Befriedigung bringen. Dabei konnte ich den Sieg gar nie richtig auskosten. Jede meiner Leistungen wurde, kaum hatte ich sie erbracht, sofort von mir wieder herausgefordert. Ein dumpfer, sinnentleerter Wettlauf, ein Teufelskreis, in den einzubiegen ich im Begriff war.

Das Brutale an der Erkenntnis war nicht, dass ich jahrelang in diesem diabolischen Rundlauf Sport betrieben hatte. Es war die Einsicht, dass mein gesamtes Tun vom Ehrgeiz getrieben war, mich fortwährend selber zu übertreffen. Eins ums andere Mal besser zu werden und näher an den Kulm der Perfektion zu rücken, daraus bestand mein Antrieb. Ohne Rücksicht auf meine persönlichen Ressourcen, ohne Bereitschaft, auf Botschaften der Warnung, von innen wie von aussen, zu hören. «Lass den Fünfer mal gerade sein», war eine Redewendung, auf die ich allergisch reagierte: «Zwei plus drei gibt nun halt einmal fünf und weder sechs noch vier», pflegte ich jeweils unwirsch den Ausspruch zu kontern.

Ich realisierte, dass der Teufelskreis bereits wieder im Begriff war, mich zu umschliessen. Ich musste ihn sprengen, um die Gefahr zu bannen und beschloss, die erste Ladung für den Sport einzusetzen. Nicht in Form einer explosiven Leistung, sondern einer gedämpften Aktivität. Ich marschierte an einem Sonntag gemächlich auf den Sommersberg, einen Grat knapp 200 Höhenmeter oberhalb von Gais. Ich nahm die Zeitangabe auf dem Wegweiser unweit der Klinik als Referenz. Diesmal strebte ich nicht an, die angegebenen fünfzig Minuten zu unterbieten, wie es mir einige Wochen zuvor auf die Geissfluh bravourös geglückt war. Jetzt setzte ich mir zum Ziel, die Richtzeit zu erreichen oder noch besser, sie zu verfehlen.

Der Gang führte durch eine Winterlandschaft, die der Raureif der zurückliegenden Nacht in eine märchenhafte Welt verwandelt hatte. Die Zweige der im Schatten stehenden Laubbäume und die Nadeln der Tannen waren mit einer schimmernden Schicht Eis überzogen und erinnerten in ihrer Form an miniaturisierte Dolchklingen. Da und dort zischte eine weisse Wolke zu Boden, wenn die steigenden Temperaturen den Reif zum Kondensieren brachten. Die Schönheit und Schlichtheit in dieser natürlichen Gestaltungskraft betörten meine Sinne. Mehrmals blieb ich stehen, liess sie auf mich wirken oder machte ein Foto von ihr.

Nicht zuletzt dank dieser genussvollen Pausen schaffte ich die Vorgabe beinahe. Dreiviertelstunden benötigte ich bis zur Wegmarke auf dem schmalen Hochplateau, nur fünf Minuten weniger als für einen durchschnittlichen Fussgänger berechnet. Zufrieden und beschwingt blickte ich in die Ferne. Das Panorama umfasste die tief verschneite Bergkette zwischen Säntis und Hohem Kasten, deren Weiss mit dem Anthrazit der blanken Felskanten kontrastierte. Das prachtvolle Weiss glitzerte im Licht der von einem intensiv blauen Himmel scheinenden Sonne und verlieh dem alpinen Massiv ein majestätisches Gepräge. Ich staunte während Minuten das Bild an, das eigentlich nichts anderes war als eine Reihe von Bergen, die von der Sonne beschienen wurden. Ich empfand es als Gnade, den Eindruck auf mich wirken lassen zu dürfen. Eine Gnade, die mir versagt geblieben wäre, hätte ich mich vor Weihnachten an die Hand meiner alten Freundin geklammert, als wir zum letzten Weg aufbrachen.

Mit leichterem Gepäck

Zweite Märzwoche

Während unserer nächsten Sitzung drückte mir Herr Bandli ein einzelnes Blatt Papier in die Finger. Es trug den Titel «Wenn ich mein Leben noch einmal leben könnte» und bestand aus einem Text, der sich über drei Abschnitte erstreckte. Geschrieben hatte ihn eine 85-jährige Frau aus den USA, die im Rückblick auf ihr Leben nichts zu bereuen hatte, in den wenigen Sätzen gleichwohl bekannte, zu wenig leichtherzig und zu ernst gelebt zu haben. Die kurze Abhandlung war ein Plädoyer für mehr Spontaneität, Unbeschwertheit und Genuss. Aber auch eine Aufforderung zu weniger Askese, selbstauferlegter Einschränkung und Angst vor dem eigenen Mut. Vor allem aber war der Text Ausdruck einer einfachen Weisheit, die zu erlangen den Menschen insbesondere in der ersten Welt zunehmend schwerfällt.

«Ich würde versuchen, nichts anderes zu haben. Einfach nur Augenblicke, einen nach dem anderen, anstatt so viel in der Zukunft zu leben. Ich bin jemand, die nie irgendwohin geht ohne ein Thermometer, eine Thermosflasche, einen Regenmantel und einen Fallschirm mitzunehmen. Könnte ich mein Leben noch einmal von vorn beginnen, ich würde mit viel leichterem Gepäck reisen als dieses Mal.»

Ich liess die Worte auf mich wirken. Weder Verbitterung noch Verachtung über die Leistungsgesellschaft klang aus ihnen. Sie tönten auch nicht nach einer Absage an Pflichtbewusstsein und Einsatzbereitschaft. Aus ihnen sprach die Erkenntnis, den Moment für sich zu nutzen, wenn er einem die Gelegenheit offeriert und nicht auf einen nächsten zu warten, der eventuell noch besser, schöner und passender sein könnte – und am Ende gar nie kommt. Lieber den Moment jetzt und hier nutzen, voller Genuss und ohne schlechtes Gewissen. Es war eine Aufforderung, die Intuition vor den Intellekt zu stellen. Wenn nicht dauerhaft, so doch zumindest temporär.

Hatte ich jahrelang falsch gerechnet? Ergaben drei und zwei am Schluss doch sechs? Mir kam in den Sinn, wie ich vor dreissig Jahren an einem der ersten angenehmen Frühlingstage nachmittags freigenommen hatte. Ich war damals in der Ausbildung, die Auftragslage hatte die Absenz zugelassen. Ich hatte einen Gartenstuhl aus dem Keller gezerrt und mich unter Kopfschütteln meiner Mutter, die nicht begreifen mochte, wie man einen Nachmittag derart vertrödeln konnte, auf den nach Westen ausgerichteten Balkon des Elternhauses gesetzt. Das Gesicht hatte ich mit geschlossenen Augen in die wärmende Sonne gehalten. Dieser «Blick» in die Sonne entlastete und beruhigte die Augen nach einem anstrengenden Einsatz hauptsächlich vor dem Computer oder dem Fernseher. So zumindest hatte ich es in der Zeitung gelesen. Nach beinahe einer Stunde war mir zwar keine Entspannung der Augen aufgefallen, dafür hatte sich mein gesamtes Wohlbefinden spürbar verbessert.

Unerklärlicherweise hatte ich dem subjektiv geglückten Versuch bis heute keinen weiteren mehr folgen lassen. Ich beschloss aus einem inneren Impuls heraus, meinen Augen wieder einmal ein Sonnenbad zu gönnen, auch wenn es wohl mehr meiner Seele zugute kommen würde. An einem der wenigen strahlenden Spätwinternachmittage in diesem Jahr setzte ich mich auf eine Bank vor dem Haupteingang der Klinik und schloss die Augen. Als die Sonne sich hinter einer Wolke versteckte und ich vorsichtig unter den Lidern hervorblinzelte, traf mein Blick auf ein Bild der Muse. Vor mir stand eine weibliche Aktstatue aus Bronze, die nach vorne in Richtung des Bergmassivs gestreckt einen Ausfallschritt vollführte und die Unterarme anwinkelte, als wolle sie mit dem Staunen in ihren Gesichtszügen der natürlichen Pracht huldigen, die sich vor ihr präsentierte.

Die Farben kehren zurück

Mitte März

Eine weitere Entspannungspraxis flog mir aus dem Zufall einer Laune heraus zu. In der hintersten Ecke eines der ursprünglichen Gebäude hatte die Klinik einen Gestaltungsraum eingerichtet. Um jenen Insassen eine Freizeitbeschäftigung zu bieten, die ihre Lektüre ausgelesen hatten, denen das über alle Kanäle hinweg gleichgeschaltete Fernsehprogramm verleidet war oder die nicht jeden Abend im Bistro verbringen wollten, dessen Interieur mit den dunklen Holzapplikationen und dem von Ornamenten in Erdtönen dominierten Spannteppich mehr auf die Stimmung drückte, als das Tagesprogramm sie zu heben vermochte. Getrieben von der Neugierde und nicht der Absicht, kreativ tätig werden zu wollen, suchte ich den verwinkelt liegenden Raum auf. Die sich über dreissig Quadratmeter erstreckende Vielfalt an Utensilien drängte einem den Vergleich mit einer Kunstschule auf. Ton, Speckstein, Seidentücher, Draht, Gouache-, Acryl-, Öl-, Kreide- und Aquarellfarben boten sich für den künstlerischen Ausdruck an. Die Palette war dermassen verlockend und einnehmend, dass ich mich dem Drang, einen Versuch zu wagen, nicht entziehen konnte.

Mit meinem begrenzten Talent hielt ich mich an die vermeintlich leichteste Technik, das Malen mit wasserlöslichen Farben. Ohne mir Gedanken über ein Motiv zu machen, Dimensionen festzulegen und den Raum auf dem Blatt Papier optisch aufzuteilen, setzte ich den Pinsel an und trug Linien in sattem Schwarz auf. Als ich geendet hatte, war vor mir an der Wand die Silhouette eines Strichmännchens entstanden, das entfernt an die Bronzefiguren von Alberto Giacometti erinnerte, abgesehen davon, dass sein Körper nicht so ausgezehrt war wie die Originale und aus einer Schichtung von waagrecht verlaufenden Linien bestand. Für den Ausgleich in der Vertikale waren Farbkleckse besorgt, ein schwarzer im Bereich der rechten Hand und ein blutroter auf der Höhe der linken Brustseite, die in eine abwärts laufende Spur bis hinunter zum Papierrand übergegangen waren. Das Strichmännchen bekam in den folgenden Tagen Gesellschaft von weiteren Exemplaren seiner Spezies, mal mit einer riesigen Träne, die vom Schädel hing, mal mit einer überkopfgrossen Taschenuhr in der Hand. Die Linien waren stärker und schwungvoller geworden und strahlten eine gewachsene Bestimmtheit aus.

Die Strichmännchen erregten Aufmerksamkeit bei meinen Mitpatienten, die sich im Gestaltungszimmer tummelten. Ihre offene Bewunderung jedoch galt etwas anderem: den Werken von Bernhard. Der schweigsame Mann schuf in Nachmittage langen Seancen wahre Kunstwerke. Landschaften von bestechender Akkuratesse, mit Schnee überzogenen Bergspitzen, locker angeordneten Baumgruppen oder von einem imaginären Wind leise gekräuselten Seeflächen. Ohne sich auf eine Vorlage abzustützen, malte er seine Motive aus dem Kopf, und doch sahen die Bilder aus, als wäre eine Fotografie Pate gestanden. Bernhard, der nie eine Ausbildung im Malen absolviert hatte, reagierte einsilbig auf die ihm zuteil werdende Anerkennung. Seine Körperhaltung verriet jedoch, dass er sie genoss, wenn auch still und ohne deswegen viel Aufhebens zu machen. Im Vergleich zu seinen Arbeiten muteten meine Strichmännchen wie das Ergebnis eines Wettbewerbs für Kinderzeichnungen an. Als ich mit einem meiner Werke unter dem Arm auf dem Weg ins Zimmer einem anderen Patienten begegnete, wollte er schmunzelnd von mir wissen, ob meine Kinder für mich gemalt hätten! Ich musste unweigerlich an die Zeichnung meiner Tochter mit dem ausbrechenden Vulkan denken, die zu Hause oberhalb des Esstisches hing. Eigentlich hätte ich mich gekränkt fühlen müssen. Stattdessen amüsierte mich die Qualifikation meiner Malkompetenz durch einen Unbeteiligten. Ich warf ihm ein kurzes «schön, nicht?» entgegen und ging meines Weges.

Für mich zählte etwas anderes als das fertige Objekt. Das Malen bot die Möglichkeit, mit dem Pinsel Spannungen in mir drin wegzuwischen und die innere Balance wieder herzustellen. Und es öffnete die Pforte zu einer eigenen Welt, der es gefiel, sich auf dem Papier zu entfalten und breitzumachen. Mal bunt und grell, mal dezent und arm an Farben, mal voller wilder Striche, mal brav von scharfen Linien und satten Flächen getragen. Meiner Phantasie hatte sich ein Tummelfeld aufgetan, auf dem sie sich ausleben und entwickeln konnte, nachdem sie lange Jahre von der beruflichen Karriere und der Fokussierung auf Leistung und Ergebnis unterdrückt gewesen war. Dies, so schwor ich mir, sollte sie nicht noch einmal erdulden müssen. Jetzt, da sie vom Joch eines dominanten, egoistischen Wesens befreit war, das den eigenen Willen und die Befriedigung seiner Bedürfnisse stur vorangestellt und rücksichtslos durchgesetzt hatte. Sie sollte sich ihrer neu gewonnenen Freiheit erfreuen und sie auskosten dürfen – falls erforderlich gegen innere und äussere Widerstände. Wer endlos drangsaliert und niedergedrückt worden ist, der beansprucht das Recht, sich ausgiebig ausleben und Verpasstes nachholen zu können. Ich war gewillt, den Anspruch meiner Phantasie zu akzeptieren und ihr mehr Raum in meinem Leben zu gewähren.

Mit dem nahenden Ende des Aufenthaltes in Gais hatte meine Stimmung frühlingshafte Züge angenommen. Der tief hängende Nebel, diese zäh wabernde melancholische Watte in meinen Gedanken, hatte sich verzogen, die Bilder in meinem Inneren waren verfärbt. Dezente Grün- und Brauntöne hatten die Schwarz-Grau-Schattierungen übertüncht, und eine warme Brise durchlüftete mein Gemüt. Ich fühlte mich gut. Ohne Wenn und Aber gut. Ich versuchte, mich zu erinnern, wann ich letztmals so empfunden hatte. Ich vermochte den Zeitpunkt nicht festzumachen. Er musste Jahre zurückliegen.

Ehe meine heitere Stimmung sich verselbständigte und die Grenze zur Euphorie durchbrechen konnte, machte mir die Geschichte von Erwin bewusst, wie fragil und verletzlich die wiedergewonnene Stabilität bei uns Patienten war.

Erwin Nebiker

Dritte Märzwoche

Erwin Nebiker war in die gleiche Sportgruppe wie ich eingeteilt. Knapp über fünfzigjährig, blickte er auf eine lange Karriere im öffentlichen Dienst des Kantons Basel-Landschaft zurück. Als letztes hatte er die Gemeindekanzlei im Nachbardorf seines Wohnortes geleitet. Ein von Natur aus hilfsbereiter und aktiver Bürger, war ihm das Engagement für das Allgemeinwohl Herzens- und Ehrensache. Die Einteilung in die Feuerwehr reichte ihm nicht, Erwin kommandierte die Brandbekämpfer lange Jahre. Erst Ende 2012 hatte er seine Demission eingereicht. Auf einer Wanderung erzählte er von seinem schwierigsten Einsatz, der einige Jahre zurücklag. Zwei Kleinkinder waren eines Abends als vermisst gemeldet worden, worauf Polizei und Feuerwehr eine grossangelegte Suchaktion eingeleitet hatten. Fieberhaft hatten sie das Gebiet, in dem die Kinder zuletzt gesehen worden waren, durchkämmt. Das Wetter war schlecht gewesen, heftige Regenfälle hatten die Arbeit der Rettungskräfte behindert. Der zehrende Auftrag war erst Tage später zum Abschluss gekommen – mit dem schlimmstmöglichen Ergebnis: Die Kinder waren tot im Unterlauf eines Baches gefunden worden, mitgerissen von den Wassermassen, die als Folge der Niederschläge das sonst sanfte Gewässer in einen tosenden Fluss verwandelt hatten.

Es war der sonst schamhaften Zurückhaltung unter Schweizern zum Trotz nicht ungewöhnlich, dass wir Patienten einander nach den Gründen für den Aufenthalt in der Klinik fragten. Erwin hatte ein

Burnout ins Appenzellerland geführt. «Ich kann schlecht Nein sagen», fügte er als Erklärung bei. Die Aussage erstaunte niemanden, der in seine Augen schaute. In ihnen schimmerte eine Hilfsbereitschaft, die tief ging und keine Vorbehalte kannte. Sein Habitus verriet eine weitere Eigenschaft, die auf andere Menschen anziehend wirkte: Gemütlichkeit. Erwin war der Typ, der zum Kumpel taugte. Von dem man, ohne sich gezwungen oder unwohl zu fühlen, die Einladung zu einer Pintenkehr annehmen oder dem man bedenkenlos die eigenen Kinder für ein Wochenende in die Obhut geben würde.

Während Erwin mühsam lernte, sich abzugrenzen, bekundete seine Frau keine Mühe, Nein zu sagen. Nein zu ihm. Per Telefon teilte sie Erwin kurzerhand mit, er brauche nach der Rehabilitation nicht heimzukehren, sie wolle nicht weiter mit ihm zusammenleben. Die Nachricht und die Art und Weise, wie sie ihm vermittelt worden war, mussten niederschmetternd für Erwin gewesen sein. Eine Mitpatientin beobachtete, wie er unter polizeilichem Geleitschutz weggebracht wurde – in eine Interventionsstation für akute psychotische Fälle.

Der Grund, warum die Frau die Trennung wollte, tat nichts zur Sache. Vielleicht war Erwin hinter seinem gütigen Wesen mehr Täter als Opfer, vielleicht kam seine Gattin mit seiner Krankheit, die für Angehörige meist eine enorme Belastung darstellt, schlechter zurecht als er selber. Es ging nicht um die Schuldfrage, und wir Patienten ergriffen auch nicht aus Solidarität mit einem Leidensgenossen und ohne Kenntnis der Hintergründe für ihn Partei. Wir wussten um die Anmassung, die in einem Urteil über das Verhalten der Frau gelegen hätte. Hingegen war es keine Anmassung, wenn wir zu wissen glaubten, wie sich Erwin fühlte. Er kam sich vor, als hätte auf dem beschwerlichen Weg aus einer gewaltigen, zerklüfteten Schlucht ein morsch gewordener Steg unter seinem Körpergewicht nachgegeben. Erwin stürzte tiefer in den dunklen Abgrund, als er es sich je hätte vorstellen können.

Sie blieb unter uns Patienten unausgesprochen, die eminente Bedeutung eines tragenden sozialen Netzes für Depressionskranke. Aber wir alle spürten den Gedanken durch die Luft schwirren. Es war hart, mit seiner Krankheit alleine zu sein. Noch härter hatte es jemand, der sich in dieser grausamen Einsamkeit nicht auf einen lieben Menschen stützen konnte. Ich rief Christine an, aus Dankbarkeit dafür, dass sie zu mir stand, und um ihr die Gefühle, die mich umtrieben, mitzuteilen.

Zurück in den Alltag

Ende März

Der Winter hatte die Landschaft noch immer nicht losgelassen, obwohl es laut Kalender Zeit gewesen wäre. Vorübergehend hatte der Föhn die Felder und Wiesen grossflächig vom Schnee befreit, doch die Niederschläge der vergangenen vierundzwanzig Stunden hatten sie wieder unter einem weissen Leintuch verschwinden lassen. Meine Koffer waren gepackt und warteten neben der Türe. Ich stand am Fenster meines Zimmers und schaute an den Hang hinüber, der am Fuss des Sommersbergs lag. Die Aussicht war die gleiche wie am Tag meiner Ankunft. Bei genauem Hinsehen konnte man erkennen, dass der Schnee nicht mehr so hoch lag wie Mitte Februar. Der Hof zur Rechten meines Bildausschnittes war die Messlatte. Die imposante Scheune und das davon abgesetzte Wohnhaus mit den über die gesamte Fassade verteilten schnuckeligen Fenstern ragten höher aus dem strukturlosen Weiss hervor als damals.

Und ich, der in die Landschaft hinausblickte? War ich auch derselbe wie zu Beginn der Rehabilitation? «Klar doch», platzte die Antwort aus mir heraus. Wirklich? Ich begann zu überlegen. Meine Vorlieben hatten sich nicht verändert, meine Abneigungen waren die gleichen geblieben. Meine Sicht der Welt und unserer Gesellschaft hatte nicht gewechselt.
Das Bild, das sich in meinem Inneren formte, war hingegen diversifizierter geworden. Nicht mehr nur Schwarz-Weiss, mehr in Grautönen und auch wieder farbig. Nicht kunterbunt und in allen

erdenklichen Abstufungen eines Regenbogens, aber in kräftigen Primärfarben: Rot, Blau und Grün.

Die Zeit in der Klinik hatte mir gut getan. Nun aber war es Zeit zu gehen. Den Tagesablauf kannte ich auswendig, und auch das Programm, sei es Therapie, sei es Bewegung, wiederholte sich. Beunruhigend empfand ich, dass sich die Patientenschar beinahe vollständig erneuert hatte. Auf Anhieb hätte ich kein halbes Dutzend Gesichter bezeichnen können, die bereits bei meinem Eintritt in der Klinik gewesen waren. Ein weiteres Zeichen zum Aufbruch.

Ärger war mein Tischnachbar Max Triebold dran. Am gleichen Tag wie ich angekommen, hatte er noch eine weitere Woche vor sich. Mit seiner Therapie hatte er praktisch abgeschlossen. Er erzählte von seinem letzten Gespräch mit der Psychotherapeutin. Anstatt nach fünfzig Minuten war er nach einer Viertelstunde wieder im Flur vor dem Besprechungszimmer gestanden.

Wie er das geschafft habe, wollte ich von ihm wissen. Er lächelte auf den Stockzähnen: «Ich habe ihr gesagt, mir falle nichts mehr ein, worüber ich berichten könnte; sie wisse schon alles.» Die verbleibende Woche diente dazu, Max körperlich soweit aufzubauen, dass er seinen Arbeitsalltag als Elektromonteur besser zu bewältigen in der Lage sein würde. Und um ihn zu befähigen, die paar Jahre, die er bis zur Pensionierung noch vor sich hatte, ohne Rückfall zu überstehen.

Nach unserem abschliessenden Gespräch, das die volle Dauer beanspruchte, notierte Herr Bandli im Austrittszeugnis, dass sich meine psychische und physische Verfassung erfreulich entwickelt habe. Er stufte meinen depressiven Zustand als lediglich noch leicht ein. Trotzdem legte er mir ans Herz, die Entspannungstechnik fortzuführen und nicht vom Bewegungsprogramm zu lassen. Ein Befund und zwei Ratschläge, die entgegenzunehmen ich mich nicht sträubte.

Ich wartete im Zimmer auf Christine, die mich abzuholen versprochen hatte. Nicht wie ich früher gewartet hätte, rastlos und voller Ungeduld, dauernd mit etwas herumhantierend. Ich war mit mir und der Welt im Einklang. Das war auch meinen Mitpatienten aufgefallen. Patrick, wie er glaube ich hiess, teilte mir seine Beobachtung auf dem Rückweg von der letzten gemeinsamen Wanderung mit: «Du wirkst so locker und gelöst. Vorher warst du verbissen und übermotiviert. Du wolltest immer gleich losrennen, wenn wir marschieren gingen. Dir ist der Aufenthalt hier sichtlich bekommen.» Er lächelte mich aufmunternd an. Ich war perplex, bildete ich mir doch ein, die Wanderung nicht anders als jene zuvor in Angriff genommen zu haben: mit Elan und der Vorfreude auf die Bewegung. Dass die Gier nach der Leistung mir nicht auf die Wanderung gefolgt war, hatte ich nicht bemerkt.

Ich genoss die Ruhe in den Gedanken und die Gelassenheit im Warten. Obwohl ich es kaum erwarten konnte, Christine in die Arme nehmen und mich auf den Weg machen zu können. Auf den Weg zurück in den Alltag. Als wir bald darauf die Strasse nach Gais entlangfuhren und ich die Klinik aus dem Blickfeld verschwinden sah, erbot die Bronzefrau noch immer ihre Geste der Ehre in Richtung der Bergkulisse. Jetzt wirkte ihre Figur auf mich wie der dargebotene Wunsch nach einer guten Reise. Auf einmal hatte ich das Gefühl, als gelte die Symbolik in ihrer Haltung mir.

Neuanfang

Frühling

Ich stieg mit einem mulmigen Gefühl aus der Zürcher S-Bahn und schaute mich nach dem Hotel um. In der Lobby sollte ich Laurent Ruff treffen. Wie würde er mir gegenübertreten? Er wusste nicht, was es war, das mich über Wochen am Arbeiten gehindert hatte. Aber ich wusste, dass seine Vermutung der Diagnose nahe kommen würde. Wie weit reichte das Verständnis für mich? Hätte ich ein Bein im Gips gehabt und wäre mit Krücken unterwegs gewesen, sicher sehr weit. Doch ich konnte ohne Behinderung gehen, mir war die Krankheit nicht anzusehen. Ich war körperlich unversehrt und nach dem Aufbauprogramm in Gais nahezu topfit. Auch in einem Gespräch kam man dem Leiden nicht ohne einen Hinweis von mir auf die Spur. Einer Depression haftet der Ruch des Selbstverschuldens und der Überforderung mit dem Leben an. War ich in den Augen anderer zum Schwächling geworden, zum psychisch Deformierten, der allenfalls bemitleidet, auf den aber mit Sicherheit herabgeschaut würde? Ob der Gedanken begann sich mein Magen zusammenzuziehen.

Ich hatte um die Aussprache gebeten. Mit Laurent und dem CEO. Letzterer hatte es Ersterem überlassen, mit mir zu reden. Der Grund für seinen Verzicht war mir nicht mitgeteilt worden. Mir kam ein bilaterales Gespräch mit Laurent durchaus gelegen. Das Potenzial für Missverständnisse war reduziert, wenn der CEO nicht mit am Tisch sass.

Da ich am Hauptbahnhof einen direkten Anschlusszug erwischt hatte, war ich zu früh dran und musste auf Laurent warten. Nicht bis zum vereinbarten Zeitpunkt. Es gehörte zu Laurents Wesenszügen, dass er vorzeitig zu Terminen erschien. «Wer zurzeit kommt, ist bereits zu spät», pflegte er einen Leitsatz aus seiner Militärzeit zu rezitieren. In den gemeinsamen Jahren beim Bundesamt hatte er keine Termine verpasst. Mit einer Ausnahme. Eine Vorbesprechung am Flughafen Zürich für eine Sitzung in Deutschland fiel aus, weil Laurent verschlafen hatte. Er revanchierte sich, indem er, als er gerade noch rechtzeitig auf den Flug eintraf, mir das Geld für den Kaffee zusteckte, den ich mir zwischenzeitlich gegönnt hatte.

Die Begrüssung war herzlich. Laurent bemühte sich, nicht verkrampft zu wirken. Seine ungekünstelte Art wirkte beruhigend und machte es mir einfacher, ihm meine Geschichte ungeschminkt zu erzählen, ohne mich in peinlich wirkende Euphemismen zu flüchten. Laurent hörte mir aufmerksam zu, aber ohne Emotionen in seinem Gesichtsausdruck zu verraten. Er unterbrach mich nicht und beschränkte sich darauf, mit einem Bleistift auf einem karierten A5-Block sporadisch Notizen zu machen. Als ich eine halbe Stunde später geendet hatte, bestätigte er meine Überzeugung: «Meine Annahme ging in die Richtung des von dir geschilderten Krankheitsbildes. Dass es aber so dramatisch gewesen war, hatte ich mir nicht ausgemalt.» Noch immer waren weder in seiner Stimme noch in seinem Gesicht Empfindungen wahrnehmbar. Doch ich spürte, dass meine Schilderungen ihn nicht kalt liessen.

Bevor Laurent fragen konnte, wie ich mir meinen beruflichen Wiedereinstieg vorstellte, erklärte ich ihm, dass sich meine Perspektiven in den letzten Wochen verschoben hatten. Ich brauchte Zeit. Zeit für den Ausgleich zwischen beruflichen Anforderungen und persönlichen Bedürfnissen. Zeit im Interesse meiner Physis und Psyche. Nur wenn es mir gelingen würde, beides gleichermassen in der Balance zu halten, wäre ich in der Lage, Leistung zu erbringen. Leistung, so wie ich sie verstand. Mit Elan, Engagement und auf Dauer.

«Ich habe in den vergangenen Wochen gelernt, besser auf meinen Körper zu hören und seine Signale ernst zu nehmen», erklärte ich Laurent. «Ich werde nichts mehr tun, wogegen er sich sträubt.»

Mein Gesprächspartner wusste bereits, was er als nächstes zu hören bekommen würde. Auch wenn ich mich bemühte, nicht schwülstig und nicht abgedroschen zu tönen, klang meine Formulierung genau danach: «Ich habe lange darüber nachgedacht und Pro und Kontra sorgfältig abgewogen. Dabei bin ich zur Erkenntnis gelangt, dass ich meine Aufgabe in der Firma nicht fortführen kann.»

Laurent zeigte nach wie vor keine Gemütsregung, also fuhr ich fort: «Ich will keine Entscheide mehr gegen den Willen meines Körpers fällen. Genau das müsste ich, wenn ich im Unternehmen bleiben wollte.»

Laurent musste klar geworden sein, dass der Versuch, mich umstimmen zu wollen, ohne Hoffnung geblieben wäre. Also liess er sich gar nicht erst dazu hinreissen, sondern lenkte das Gespräch auf die Regelung meines Abgangs. Innert fünf Minuten hatte ich einen Vorschlag vor mir auf dem runden Bistrotischchen, der mir die Möglichkeit eröffnete, in Ruhe, Abgeklärtheit und in finanzieller Sicherheit die Suche nach einer neuen beruflichen Aufgabe zu beginnen. Ich war ein weiteres Mal versucht, ein Missverständnis zu vermuten, ehe ich begriff, dass das Unternehmen mir den Weg in die Zukunft zu ebnen bereit war.

Ich war erleichtert und gerührt. Erleichtert, weil ich es geschafft hatte, mein Schicksal vor einer Gruppe offenzulegen – sachlich und bestimmt, nicht emotionsbeladen und nicht anklagend. So als wären es die Erlebnisse eines Anderen und nicht meine eigenen gewesen. Ich nahm den Erfolg als weiteren Beleg dafür, dass mir die Verarbeitung der Ereignisse um die Jahreswende gelungen war. Sieben Personen hatten sich für meinen Vortrag interessiert, eingeladen gewesen war die gesamte Belegschaft in Altdorf, die an die hundert Köpfe zählte. Dass nicht mehr erschienen waren, störte mich nicht. Ich wollte meinen ehemaligen Arbeitskollegen die Gelegenheit bieten, zu erfahren, was mit mir passiert war. Ich war niemandem gram, der nicht zuhören kommen wollte oder konnte. Für mich war von Belang, dass ich meine Version der Geschichte erzählen konnte. Um Gerüchte über meine Krankheit, die durch das Haus gegeistert waren, zu vertreiben. Aber auch, um die Deutungshoheit über das Geschehene zu behalten. Ich wollte bestimmen können, welche Teile der Geschichte welche Bedeutung haben sollten, welche betont gehörten, welche einer beiläufigen Erwähnung wert waren und welche ausgelassen werden konnten, ohne dass die Substanz des Erzählten geschmälert würde.

Mehr als ein Jahrzehnt in der Kommunikation hatten nicht nur bei meinem Körper Spuren hinterlassen, auch der Geist war davon beeinflusst worden. Obgleich es nicht um ein fachliches oder politisches Thema, sondern ein privates, persönliches Anliegen ging, wich meine Denkweise nicht ab. Zeitnah, aktiv und transparent hatte gemäss Lehre eine Kommunikation zu sein, um die gewünschte Resonanz und vor allem Glaubwürdigkeit erzeugen zu können. Da mir die Depression Anfang Jahr die Fähigkeit zur Kommunikation geraubt hatte, wollte ich wenigstens im Nachhinein so informieren, wie ich es ohne die Krankheit von mir erwartet hätte: klar, offen und dezidiert. Überdies benötigte ich den Vortrag, um das belastende Kapitel beenden und eine neue Seite in meinem Leben aufschlagen zu können. Es war nicht die Symbolik, nach der ich trachtete. Ich brauchte die physische Präsenz der Worte, den Hall ihrer Bedeutung in den Räumen der Firma, die Schilderung, was mir widerfahren war, die Begründung, warum meine Rückkehr nach Altdorf ein Abschied war. Ich brauchte den Auftritt, um den dunklen Schatten, der auf meiner Vergangenheit lastete, abschütteln und mich der Zukunft zuwenden zu können.

Gerührt war ich über Antonia Egli. Sie habe oft an mich denken müssen, verriet mir die Haushälterin. «Du bist wahrlich durch ein tiefes Tal gegangen», sagte sie am Ende meiner Ausführungen mit nachdenklicher Stimme. Aus ihren Augen sprach mehr als Mitgefühl, mehr als Verständnis. Es war das Nachempfinden des Gehörten. Antonia war in ihrem Leben selber durch Senken und Mulden gegangen. Über deren Tiefe und Länge mochte sie nicht reden. Sie hatten in diesem Moment keine Bedeutung. Es ging um ein Zeichen der Verbundenheit. Fast ein wenig verstohlen steckte sie mir einen Plastiksack zu. Darin eingewickelt befand sich ein Karton mit Konfekt aus einer lokalen Konditorei. Zum Trost für das Erlittene, vielleicht auch als Aufmunterung für Anstehendes und noch zu Bewältigendes. Antonia wusste aus eigener Erfahrung, dass auf wiedererlangte Höhen immer auch weitere Tiefen folgten. Die Gewissheit, dass man nicht alleine war, dass andere ähnliche Turbulenzen im Leben auszuhalten hatten, liess einen diese mit mehr Zuversicht erwarten.

Als ich das Gebäude für immer verliess, spürte ich, dass nicht nur Leere zurückbleiben würde. Weder am Firmensitz noch in mir drin. Die Leere war ausgefüllt worden durch einen neuen Sinn und vielfältige Erfahrungen, sie war verschwunden ins Nichts. Ins alles umfassende Nichts, wo niemand sie vermissen und sich niemand daran erinnern würde. Draussen schickte sich derweil einer der ersten warmen Frühlingstage des Jahres an, sich in aller Schönheit zu verabschieden. Der Föhn strich leise rauschend durch die mit Knospen übersäten Äste der Bäume, und von irgendwoher zwitscherte eine Amsel mir ihr Lied hinterher.

Nachtrag

Bis zu zwanzig Prozent der Bevölkerung erkranken im Verlauf ihres Lebens mindestens einmal an einer diagnostizierbaren Depression. Dies die übereinstimmende Schätzung von Fachleuten. Alleine in der Schweiz sind gegen 1,6 Millionen Menschen, in Deutschland gar an die 20 Millionen Personen von der Krankheit betroffen. Eindrückliche, aber auch erschreckende Zahlen. Der Begriff der Volkskrankheit ist von den Medien schon wiederholt verwendet worden, wenn es darum ging, die Verbreitung der Depression in unserer Gesellschaft zu illustrieren.

Depression hat viele Gesichter und unterschiedliche Geschichten. Es gibt keinen typischen Verlauf und auch keine typischen Ausprägungen. Einzig die Symptome gleichen sich, doch auch sie treten in unterschiedlicher Kombination und Charakteristik auf. Gemeinsam ist den Patienten die emotionale Abstumpfung, das Gefühl der Gefühllosigkeit, das sie mit fortschreitender Krankheit befällt. Und die Hoffnungs- und meist auch Ausweglosigkeit, in der sie die Depression gefangen hält und zusehends von ihrer Umgebung isoliert.

Es ist mir ein Anliegen, mit meiner Geschichte darzulegen, wie jemand, um den Ansprüchen der Leistungsgesellschaft, aber auch den persönlichen Anforderungen zu genügen, die eigenen Ressourcen überstrapaziert und ohne es zu realisieren in eine Depression abgleitet. Die Geschichte soll aber auch verdeutlichen, dass die Krankheit jeden Menschen – unbesehen von Herkunft, Geschlecht, Alter, sozialer

Schicht, Beruf oder persönlicher Veranlagung – treffen kann. Und nicht zuletzt ist sie als Mutmacher gedacht und soll betroffenen Menschen und deren Angehörigen aufzeigen, dass es Hoffnung und ein Leben nach einer Depression gibt.

Aus Rücksicht auf die Personen, die in meiner Geschichte eine Rolle spielen, habe ich ihre Namen geändert und teilweise ihre Identität verschleiert. Ich will niemanden blossstellen, angreifen oder verletzen. Mein einziges Ziel ist es, Verständnis für die von einer Depression Betroffenen zu wecken und zu einer möglichst vorbehaltlosen Diskussion über die Krankheit und ihre Ursachen in der Öffentlichkeit beizutragen.

Mein Dank gilt all jenen Menschen, die mich in den schweren Stunden der Krankheit begleitet haben, mir Zuspruch und Halt gaben und mir halfen, den Weg zurück ins Leben und in die Gesellschaft zu finden – und ihn auch zu beschreiten. Es war für meine Begleiter ein beschwerlicher Weg, der sie abschnittweise viel Kraft gekostet hat. Ich weiss zu schätzen, dass sie an meiner Seite geblieben sind.

Nachtrag
zur 3. Auflage

Die Publikation dieses Buches hat zahlreiche Reaktionen ausgelöst. Ich erhielt wohlwollende Kommentare, Zuspruchsäusserungen und Worte des Dankes für die Bereitschaft, meine Geschichte mit der Leserschaft zu teilen. Die meisten Reaktionen trugen einen persönlichen Hintergrund in sich, oft kamen sie spürbar von Herzen. Manche haben mich berührt, manche nachdenklich gestimmt. Sie alle sind für mich der Beweis, dass der Entscheid, meine Erlebnisse in die Öffentlichkeit zu tragen, richtig und wichtig war. Unsere Gesellschaft muss lernen, offener mit Depressionen, aber auch anderen psychischen Krankheiten umzugehen. Dieses Ziel ist nur zu erreichen, wenn ohne Angst oder Schamgefühle darüber gesprochen werden kann. Ich werde nicht aufhören, das Wort zu dem Thema zu ergreifen und mithelfen versuchen, mehr Verständnis für die Betroffenen zu wecken.

Stellvertretend für die unterstützenden Rückmeldungen soll die folgende Mitteilung stehen, die ich aus dem Leserkreis erhalten habe:

«Das Werk hat mich gepackt und berührt. So stark berührt, dass offenbar ein paar Sachen in mir erwacht sind. Über weite Strecken kam mir die Geschichte sehr bekannt vor. Es ist wohltuend, zu wissen, dass man mit einem solchen Schicksal nicht allein ist. Sie haben Dinge beim Namen genannt und nicht nur von Burn-Out gesprochen (was oft mit ‹Held der Arbeit› assoziiert wird), sondern von

Depression, die allzu oft mit Versager und Weichei gleichgesetzt wird. Möge Ihr Werk einen Beitrag leisten, dass die Krankheit und mögliche Ursachen besser bekannt werden und das Verständnis für Menschen mit Depressionen grösser wird.»

Herbst 2014